Ralf Drevermann

Gesundbrunnen Olivenöl

Ralf Drevermann

Gesundbrunnen Olivenöl

Der sanfte Ratgeber bei Erkrankungen, Beauty & Wellness

Vorwort

In der heutigen Zeit, in der immer mehr Menschen unter Zivilisationskrankheiten leiden, sind natürliche Hilfen für die Gesundheit gefragt wie nie zuvor.
Denn nicht immer bringt der rasche Griff zur Tablette den gewünschten Erfolg.
Mit seinem sanften Ratgeber bei Erkrankungen, Beauty & Wellness gibt der Heilpraktiker Ralf Drevermann wertvolle Tipps, wie Olivenöl bei den verschiedensten Erkrankungen eingesetzt werden kann.
Der Autor hat sich lange mit dem „flüssigen Gold" beschäftigt und sorgfältig zusammengestellt, welche Olivenöl-Anwendungen bei Gesundheitsproblemen helfen. Seine Ratschläge sind einfach umzusetzen, preiswert und bei regelmäßiger Anwendung, auch bei chronischen Krankheiten, hilfreich.
Im Kapitel „Beauty & Wellness" beschreibt Ralf Drevermann, wie Olivenöl zur Körperpflege eingesetzt werden kann. Anhänger kulinarischer Genüsse kommen in den „Rezepten rund ums Mittelmeer" auf ihre Kosten. Das Buch wird abgerundet durch einen theoretischen Teil, in dem der Autor alles Wissenswerte zum Thema Oliven und Olivenöl für Sie recherchiert hat.
„Gesundbrunnen Olivenöl" ist ein Ratgeber, den es in dieser Form noch nicht gibt, der aber in keiner Gesundheitsbibliothek fehlen sollte.

Ich wünsche Ihnen viel Vergnügen beim Lesen und gute Gesundheit.

Ingo M. Walz
Apotheker mit Heilpraktikerausbildung

ISBN 3-00-020246-3
ISBN 978-3-00-020246-9

Inhalt

Wissenswertes über den Ölbaum und die Olive

Beauty & Wellness mit Olivenöl

Kochrezepte
Rund um das Mittelmeer

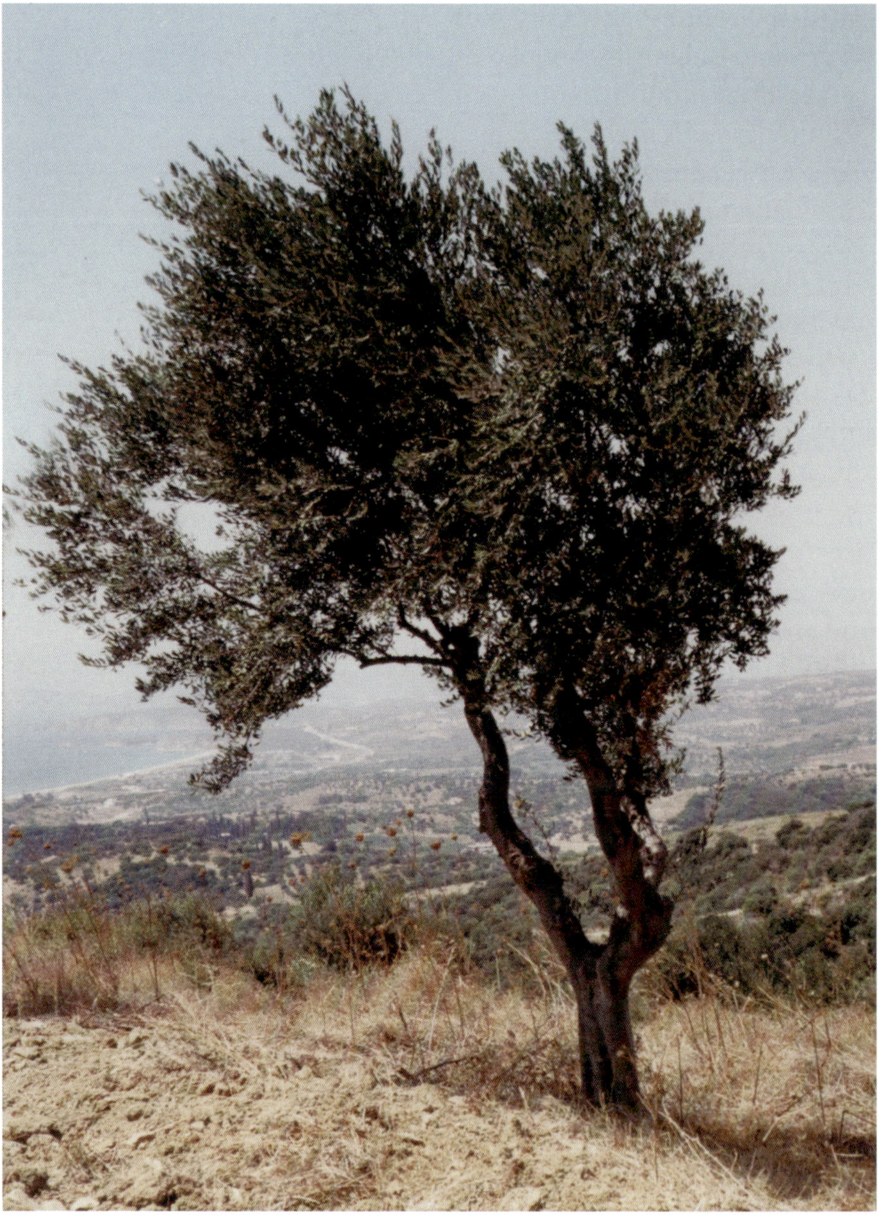

Olivenbaum Finikunda, Peleponnes *(Griechenland)*

Wissenswertes über den Ölbaum und die Olive

Was weiß man über die Ursprünge der Olive?

Weltweit haben sich Wissenschaftler mit fast schon kriminalistischem Eifer auf die Spur der Olive begeben, ohne bis heute das genaue Herkunftsland herausgefunden zu haben. Indizien lassen vermuten, dass es schon in vorsintflutlicher Urzeit Olivenbäume gegeben haben muss und dass ihre Früchte seit Tausenden von Jahren von Menschen gesammelt werden. Wann erstmals Oliven verarbeitet wurden, lässt sich nicht genau sagen. Allerdings fanden Archäologen bei Ausgrabungen rund ums Mittelmeer 9.000 Jahre alte Olivenkerne, die von Menschenhand gesammelt wurden.

Woher stammt der Name „Olive“?

Die Griechen nannten die Olive „*Elia*“. Vermutlich waren sie die ersten, die der grünen Baumfrucht jenen Namen gaben. Der blieb, teilweise in nahen Abwandlungen, über Jahrhunderte und über verschiedene Kontinente hinweg, durch die unterschiedlichsten Kulturen und selbst in entfernten Sprachen erhalten.

Baskisch = *Oliba, Oliondo*
Dänisch = *Oliven*
Deutsch = *Olive*
Englisch = *Olive*
Esperanto = *Olivo*
Finnisch = *Öljypuu*
Französisch = *Olive*
Friesisch = *Oliif*
Italienisch = *Oliva*

Japanisch = *Oribu*
Koreanisch = *Ollibu*
Katalanisch = *Olivera*
Niederländisch = *Olijf*
Polnisch = *Oliwka*
Russisch = *Oliva*

In der spanischen und arabischen Welt konnte sich das Wort jedoch nicht durchsetzen. Die Mauren belagerten in den Jahren von 711 – 1.492 n. Chr. einen Großteil von Spanien und setzten ihren arabischen Namen durch. Die spanische Übersetzung von „Öl" (*Aceite*) kommt auch aus dem Arabischen (*Az-zait*).
Der heutige spanische Name für „Olivenfrucht" (*Aceituna*) setzt sich aus dem Arabischen „Saft der Olive" (*al zaytuna*) zusammen.
Auch dieses Wort findet sich bis heute in vielen Ländern:

Arabisch = *Zeytun, Zitoon, Zitun*
Armenisch = *Zeytoon, Zeytun*
Azeri = *Zeytun*
Farsi = *Zeitun*
Georgisch = *Zetis, Zetisxili (Frucht)*
Hebräisch = *Zayit*
Kasachisch = *Zäytwn*
Portugiesisch = *Azeitona (Frucht)*
Spanisch = *Aceituna (Erklärung siehe oben)*
Swahili = *Zeituni*
Tamil = *Saidun*
Türkisch = *Zeytin*

Warum hatte die Olive eine so große Bedeutung im alten Griechenland?

In der uralten Geschichte Griechenlands finden wir immer wieder Geschichten über die Olive. Es sind Geschichten, die von größter Wertschätzung zeugen, ja durchaus einer Anbetung gleich kommen. Aristoteles, der große Philosoph, Naturforscher und Logiker, soll die Olivenverarbeitung zur Wissenschaft entwickelt und den Schutz des Olivenbaums zur höheren Staatsaufgabe erklärt haben: Wer einen veredelten Olivenbaum fällte, entwurzelte oder zerstörte, musste vor Gericht gestellt und – falls schuldig – mit dem Tode bestraft werden. Solon, Gesetzgeber, Politiker und Dichter aus Athen, erließ 594 v. Chr. das Gesetz zum Schutz des Olivenbaums. Danach war das Fällen von mehr als zwei Olivenbäumen auf einem Feld innerhalb eines Jahres verboten.

Aber die Wurzeln der Erkenntnis reichen viel weiter zurück. Sie reichen zurück bis in jene Zeit, in der es die Menschen noch gar nicht gab und die Götter regierten.

Nach der griechischen Mythologie soll es einen Wettstreit zwischen Athene, der Göttin der Weisheit und Poseidon, dem Herrscher der Meere, gegeben haben: Beide beanspruchten die Herrschaft in der Region Attika für sich. Gottvater Zeus wusste Rat: Wer dem attischen Volk etwas Nützliches von unvergänglichem Wert zukommen lassen würde, der solle die Herrschaft erhalten. Poseidon präsentierte Wasser und wähnte sich schon als Sieger, als Athene vor das Volk trat und nur einen Olivenzweig in den Händen hielt. Die Abstimmung war deutlich. Herkules, Sohn des Zeus, der Gott der Stärke und des Mutes, wusste die Kraft des Olivenbaums zu schätzen. Olivenzweige krönten den Stärksten. Ein Olivenkranz schmückte den Sieger.

Wie kam die Olive zu uns nach Mitteleuropa?

Einst war es das Seefahrervolk der Philister, die Handel und Entwicklung im Mittelmeerraum vorantrieb. Es folgten die Griechen und schließlich die Römer, die ihr Reich rund ums Mittelmeer ausdehnten. Um die Jahrtausendwende war der Ölbaum die älteste Kulturpflanze der Erde im gesamten Mitteleuropa. Erst im 16. Jahrhundert gelangte der Olivenbaum an Bord von spanischen und portugiesischen Schiffen nach Südamerika. Heute gedeiht er weltweit zwischen dem 30. und dem 45. Breitengrad nördlich bzw. südlich.

Anbauregionen in Italien:

Abruzzo, Basilicata, Campania, Calabria, Lazio, Liguria, Lucania, Marche, Molise, Puglia, Gardasee,Toscana, Salento, Sardegna, Sicilia, Veneto, Umbria

Regionen des Anbaus in Spanien:

Aus Andalusien (*Provinzen Cadiz, Cordoba, Granada, Jaen und Sevilla*) stammen 60 Prozent des gesamten spanischen Olivenöls.

Die weiteren Anbauregionen sind:

Caceres, Ciudad Real, Badajoz, Lleida, Tarragona, Teruel und Zaragoza

Regionen des Anbaus in Griechenland:

Chalkidiki, Evia, Ionische Inseln, Kreta, Kykladen, Lesbos, Peleponnes und Sporaden

Und auch in diesen Ländern gibt es Olivenbäume:

Algerien, Angola, Libyen, Marokko, Ägypten, Tunesien, Südafrika, Argentinien, Brasilien, Chile, USA, Mexiko, Peru, Uruguay, Afghanistan, China, Zypern, Irak, Iran, Israel, Jordanien, Libanon, Palästina, Syrien, Türkei, Frankreich, Portugal, Albanien, Malta, Jugoslawien und Australien

Was ist das Besondere am Olivenbaum?

Der Olivenbaum gehört zu den Hartlaubgewächsen. Sein krüppeliger Stamm, der bis zu zehn Meter groß wird, stimmt uns eher mitleidvoll. Wie können unter diesen traurigen Bedingungen so gesunde und wertvolle Früchte gedeihen? Das Geheimnis liegt tief in der Erde verborgen.

Die Wurzeln des Olivenbaums ragen bis zu sechs Meter tief in den Boden. Das ist ein Vorteil, der den Baum auf schwer zugänglichem und trockenem Terrain mit subtropischer Temperatur wachsen lässt. Die

langen verästelten Wurzeln des Olivenbaumes sind somit in der Lage, bei andauernden Trockenperioden das Wasser aus dem tiefen Boden zu ziehen. Je nach Sorte kann ein Ölbaum sehr alt werden. Experten sprechen von weit über 1.000 Jahren.
Weltweit existieren etwa 750 Millionen Olivenbäume. Davon gedeihen etwa 60 Prozent in der EU und die restlichen 40 Prozent überwiegend in der Türkei, in Nordafrika (*Tunesien, Marokko*) und im Nahen Osten (*Syrien, Jordanien*).

Wo wachsen die besten Oliven?

Es gibt etwa Tausend verschiedene Sorten Oliven, die sich nicht nur auf Mitteleuropa beschränken. Spanien, Italien und Griechenland sind noch heute die Hauptanbaugebiete. Die Bodenbeschaffenheit und die klimatischen Variationen im Laufe der Jahrhunderte haben dafür gesorgt, dass sich in wenigen Regionen eine Sorte auf Dauer angepasst hat. Viel Sonne, wenig Regen und seltener Frost begünstigen das Gedeihen. Der Olivenbaum stellt keine großen Anforderungen an den Boden. Allerdings ist Frost für den Baum Gift und bei länger andauernden Kälteperioden mit Minusgraden würde er eingehen.
Das ist die Erklärung, warum dieses Gold des Südens bei uns in Deutschland nicht wächst.

Unter welchen Bedingungen reifen die besten Oliven?

Über Hunderte von Jahren haben sich durch die verschiedensten Gebiete des Mittelmeerraumes die Ölpflanzen kultiviert und gekreuzt, um sich geschmacklich so zu verändern, wie wir sie heute kennen. Dies ist ein Zeichen für die Robustheit des Ölbaumes. Allerdings sind die klimatischen Verhältnisse von wichtiger Bedeutung für einen optimalen Wuchs der Pflanze Die Bäume blühen in Südeuropa im April und Mai in Weiß bis Gelb. Ab Oktober erreichen die Früchte ihre endgültige Größe. Die Farbe der Ölfrucht (*Olive*) ist in der Regel zu diesem Zeitpunkt der Reife noch Grün. Einzelne Früchte werden jetzt schon geerntet und als grüne Tafeloliven verarbeitet. Ab Mitte November werden dann die reiferen und auch schon dunkleren Oliven geerntet. Die Reife und Ernte hängen auch von der Region ab und können bis Ende Januar andauern. Allein in Spanien wurden bei einer Studie 262 verschiedene Olivenfrüchte gefunden. Weltweit schätzt man die Zahl auf über circa 1.000.

Worin unterscheiden sich grüne und schwarze Oliven?

Im unreifen Zustand sind alle Früchte grün. Erst mit zunehmender Reife ändert sich ihre Farbe über Grün, Braun, Rot und Purpur bis hin zu einem tiefen Schwarz. Mit steigender Reife nimmt auch der Fettgehalt von 15 auf etwa 45 Prozent zu. Die Größe der Frucht hängt von der Sorte und dem Anbaugebiet ab. Oliven mit viel Fruchtfleisch (*wenig Fett*) werden in der Regel zu Tafeloliven verarbeitet, dünnere und kleinere Früchte meistens zu Olivenöl gepresst.

Was muss man über die Oliven-Frucht wissen?

Die Olive ist eine Steinfrucht, die meist einsamig, seltener zweisamig ist. Die Frucht ist fleischig-rundlich und ähnelt in ihrer Form einer Pflaume, nur ist sie wesentlich kleiner. Von außen ist sie glatt und kahl. In der Farbe zeigt sie sich anfangs Grün, Rot und zum Ende der Reife Braun bis Schwarzblau. Auch wenn man die Olivenpracht im reifen Zustand an diesem historischen Baum hängen sieht und diese zum Verzehr einlädt, sollte man lieber darauf verzichten. Niemals sollten Oliven direkt vom Baum gegessen werden.

Die Herstellung von Tafeloliven

Wie wird eine reife Olive vom Baum zu einer aromatischen Tafelolive? Im frischen Zustand sind Oliven ungenießbar. Der rohe Verzehr ist

daher eher nicht zu empfehlen. Erst nach Ablauf verschiedener Arbeitsgänge wird aus der Frucht eine köstliche Tafelolive. Nachdem die Oliven geerntet sind, müssen sie von den Blättern getrennt und gesäubert werden. Nun werden die Früchte in Handarbeit nach Qualität und Größe sortiert.
Bei der nun folgenden Entbitterung werden die Oliven eingeritzt und in Salzwasser eingelegt, um Bitterstoffe zu entziehen. Nach einem festgelegten Rhythmus wird das Wasser ausgetauscht. Etwa sechs Wochen später sind die Tafeloliven essbar. Je nachdem, ob man die Oliven mehr oder weniger salzig haben möchte, vermindert man nach und nach die Salzzugabe und setzt guten Essig hinzu.

Wie werden die Oliven geerntet?

Olivenbäume wachsen sehr langsam und tragen erst nach circa fünf Jahren die ersten Früchte. Die Erntezeit beginnt im Oktober und kann sich je nach Pflanze und Region bis in den März hinziehen. Der beste Zeitpunkt für die Ernte ist, wenn sich die Oliven in einer grün-violetten Farbe zeigen.
Seit der Antike hat sich bei der Ernte nicht viel geändert. Das Abernten der Oliven vom Baum ist eine harte, körperliche Arbeit. Zunächst wird ein Netz unter den Baum gelegt. Mit Stöcken wird auf die Zweige und den Stamm des Baumes vorsichtig eingeschlagen oder gerüttelt. Die Oliven fallen auf das Netz und können eingesammelt werden. Wichtig ist, dass die Haut (*Pelle*) dabei nicht beschädigt wird, da sonst ein natürlicher Abbauprozess in der Olive in Gang gebracht wird. Deshalb werden die Früchte in Leinensäcken, Eimern und Kisten zur Presse transportiert. Diese traditionelle Art der Ernte praktizieren einzelne Olivenbauern bis heute. Andere greifen auf moderne Hilfe zurück und benutzen Stangen mit Motorisierung, die eine Rüttelfunktion erzeugen. Dennoch ist nicht die ganze Ernte maschinell zu bewältigen. Je nachdem, ob die Plantage an einem Hang oder ebenerdig liegt, kann es mühsamer sein, die Früchte zu ernten. Das ist die Erklärung, warum

Olivenöl im Verhältnis zu anderen Ölen so teuer ist. Hochwertiges Olivenöl hat seinen Marktpreis, denn circa 60 bis 70 Prozent der Kosten entstehen durch den hohen Arbeits- und Pflegeaufwand. Ein durchschnittlicher Olivenbaum trägt etwa 50 Kilogramm Oliven. Hieraus entstehen ungefähr zehn Liter Olivenöl. EU-Subventionen werden bislang nicht pro Baum, sondern pro Hektar oder pro produziertem Liter Olivenöl bezahlt.

Vom Baum in die Flasche: Wie wird das Öl aus der Olive gewonnen?

Nach der Ernte werden zuerst die Blätter abgesaugt und die Oliven auf einem feingittrigen Rost verteilt. Dadurch werden die restlichen Fremdkörper von den Oliven getrennt und sie können nun gewaschen werden. Ist die Säuberung abgeschlossen, geht die Verarbeitung der Oliven weiter. Nach der alten Methode wird die Frucht mit ihrem Stein zermahlen. Dieser Vorgang erfolgte damals mit sehr schweren Granitwalzen, die durch Menschenhand oder Tierkraft in Bewegung gesetzt wurden. Der frisch gemahlene Olivenbrei wurde dann etwa drei Zentimeter dick auf runde Pressmatten, die aus Pflanzenfasern bestanden, aufgetragen. Etwa 30 bis 40 dieser bestrichenen Matten wurden übereinander gestapelt und in eine hydraulische Presse gegeben. Das Olivenöl, das auf diese Art gewonnen wurde, war von höchster Qualität. Heutzutage haben modernste Maschinen diese Aufgabe übernommen. Das hochwertige Olivenöl wird nach der Pressung in Flaschen und Kanister abgefüllt.

Wie bewahrt man Olivenöl am besten auf?

Heutzutage werden viele Öle in dekorativen Flaschen verkauft. Das ist für die Präsentation des Olivenöls ein Verkaufsvorteil. Wichtiger als die Gestaltung der Flasche ist ihre Farbe. Olivenöl sollte stets in dunklen Flaschen in Grün oder Braun abgefüllt sein, damit es nicht durch

den Tageslichteinfluss zu oxidieren beginnt und somit schneller altert und an Qualität einbüßt.
Olivenöl erhält seine schöne, grüne Farbe durch den Pflanzenfarbstoff Chlorophyll. Ist das Öl Licht ausgesetzt, kann dies zu einer Zersetzung des Öls führen, die Qualität und Geschmack mindert.
Wenn Sie Olivenöl kaufen, sollten Sie es in eine dunkle, kalte Kammer oder in einen Schrank stellen. Die ideale Raumtemperatur liegt zwischen 6 und 16 Grad Celsius. Füllen Sie sich nach Bedarf kleinere Portionen ab.
Für das Wachstum des Olivenbaums wird zwar Sonnenkraft benötigt, das fertige Öl sollte aber keiner Sonneneinstrahlung mehr ausgesetzt werden. Wenn das Öl durch eine niedrige Temperatur Flocken bildet, ist das keine Qualitätsminderung, sondern ein natürliches Merkmal. Wenn Sie das Öl erwärmen, lösen sich die Flocken wieder auf.

Die Zusammensetzung des Olivenöls

1. Olivenöl setzt sich aus folgenden Bestandteilen zusammen:
   Triglyceriden (*Fettsäuren*) oder Glycerin genannt
2. Verbindungen (*Phenole, Oleupein, Provitamin A - Carotene oder ß – Carotin, Flavonoide)*
3. anderen Verbindungen (*Tocopherole Vitamin E, Phenolischen)*
4. Aromatischen Verbindungen
5. Sterolen (*senken den Cholesterinspiegel*)
6. Kohlenwasserstoff
   Squalen (*Zwischenprodukt der Cholesterinbiosynthese*)
7. Chlorophyll (*grüner Farbstoff*)

Insgesamt enthält das Olivenöl 77 Prozent an ungesättigten Fettsäuren.

Was sagt die Säurezahl im Olivenöl aus?

Die Säurezahl im Olivenöl ist ein direktes Maß für die Konzentration

an freien Fettsäuren und ein Indikator für den Fettverderb.
Kurz gesagt: Je weniger Ölsäure, desto besser ist die Qualität des Fruchtöls der Olive. Folgende Faktoren können die Ölsäure beeinflussen: Je schlechter die Olive zwischen dem idealen Zeitpunkt der Reife und der Verarbeitung in der Presse behandelt wird, umso höher kann sich die Ölsäure entwickeln.
Man sollte auch den Zeitraum vom Baum bis zur Presse berücksichtigen. Das heißt, wenn die Olivenfrüchte geerntet werden, sollten sie nicht tagelang in Säcken auf die Abholung und Weiterverarbeitung warten. Sonst steigen die freien Fettsäuren im Öl an. Ein zu hoher Anteil von diesen freien Fettsäuren führt zu einem Sauerwerden des Öls. Die Säurezahl im Öl sollte zwei Prozent nicht übersteigen. Dadurch ist spätestens jetzt ersichtlich, dass bei einem „Nativen Olivenöl Extra“ mit einem Säuregehalt von unter 0,8% die beste Qualität vorhanden ist. Eine hohe Säurezahl ist schlecht und kann zu Korrosion, Oxidation, Verschleiß und Rückstandsbildung führen.

Kann man gutes Olivenöl an der Farbe erkennen?

Goldgelb oder Grün - was ist besser? Nicht immer sind diese Färbungen ein Zeichen von hoher Qualität des Olivenöls. Die grüne Farbe beim Öl entsteht durch einen hohen Anteil an Chlorophyll, die gelbe Farbe durch einen hohen Anteil an Karotin. In einem ungefilterten Zustand kann sich das Öl sogar trüb zeigen. Um ein neutrales Ergebnis bei Qualitätsprüfungen zu erzielen, wird deshalb das Öl in dunkle Behälter gefüllt. So vermeidet man, dass die Fachleute durch das Aussehen des Öls beeinflusst werden. Grünes Olivenöl wird aus grünen Oliven hergestellt, die kurz vor der vollständigen Reife abgeerntet werden. Im Geschmack kann sich etwas Schärfe zeigen. Goldgelbes Olivenöl wird aus Oliven gemacht, die ihre Farbe schon leicht von Grün auf Rot oder Schwarz verändert haben.
Leichter, milder, fruchtiger Geschmack kann dieses Öl auszeichnen.

Haltbarkeit des Olivenöls
Das Öl ist in der Regel bei guter Lagerung circa 18 Monate haltbar. Wenn Olivenöl ranzig riecht, ist es nicht mehr zu gebrauchen. Olivenöl sollte nie mit Kupfer oder Eisen in Kontakt kommen. Diese Metalle lösen eine chemische Reaktion aus. Dadurch verwandelt sich das Öl in eine Säure.

Welche Informationen müssen auf dem Flaschenetikett stehen? Welche Rolle spielt der Preis?
Für Verbraucher ist es nicht leicht, zu entscheiden, welches Öl gut und welches nicht gut ist. Es ist fraglich, ob ein Olivenöl für wenige Euro von guter Qualität sein kann. Durch den Transport, das Lagern, Verpacken und Produzieren (*Ernte*) entstehen Kosten und die beteiligten Personen möchten daran verdienen. Deshalb ist fraglich, ob eine hohe Qualität zu einem günstigen Preis möglich ist.
Doch der Umkehrschluss, dass jedes teure Olivenöl garantiert sehr gut ist und beim Verzehr ein einzigartiges Aroma entwickelt, trifft auch nicht zu. Teuer muss nicht immer gut sein. Mit folgenden Tipps können Sie beim Olivenölkauf ein gutes Preis-Leistungs-Verhältnis erkennen: Informieren Sie sich über die Qualität des Olivenöls.

Folgende Angaben können Sie dem Etikett entnehmen:
- **Produktions- und Verfallsdatum:** Gibt Auskunft über die Zeitspanne, in der das Öl qualitativ zum Verzehr geeignet ist, wenn es in einem dunklen Gefäß aufbewahrt wird.
  Je niedriger der Säuregrad, umso besser ist die Qualität des Olivenöls (*Native Extra: bis 0,8% Säuregrad*).
- **Herkunft:** Es gibt in mediterranen Ländern Zonen, die für ihre vorzügliche Olivenölqualität bekannt sind. Dazu gehört beispielsweise die Insel Kreta. Ist Ihnen einmal die Möglichkeit gegeben, Urlaub in einem solchen Land zu verbringen, dann informieren Sie sich vor Ort über Anbaugebiete und Produktion. Es wird ein Erlebnis sein, die

Geschichten der Einheimischen über das Öl zu hören.

- **Menge:** Achten Sie beim Kauf auf die angegebene Menge in der Flasche. So können Sie den Preis pro Liter errechnen.
- **Bio-Olivenöl:** Es müssen die Vorgaben der EU eingehalten werden. Deshalb genügt ein schöner Name auf der Flasche nicht. Achten Sie auf Hinweise über biologischen Anbau und die Kontrollnummer, die sich auf dem Etikett befindet.

Was weiß die Statistik über den Olivenverzehr?

Weltweit existieren etwa 750 Millionen Olivenbäume. Durchschnittlich reifen pro Pflanze etwa 50 Kilogramm Oliven heran, die etwa zehn Liter Öl ergeben. Jährlich werden ungefähr 2,2 Millionen Tonnen Olivenöl konsumiert. Und seit 1980 wächst langsam der Pro-Kopf-Verzehr in der Bevölkerung. Wir in Deutschland liegen bei ungefähr zwei Litern. In südlichen Ländern sind es zwischen 10 und 20 Liter pro Kopf im Jahr. Die Griechen verbrauchen pro Einwohner 20 l, die Italiener 12 l und die Spanier 10 l jährlich. Weltweit sind circa 9.279.250 Hektar mit Olivenbäumen bepflanzt (*ein Hektar sind 10.000 Quadratmeter*).

Die Rangliste der Länder mit dem größten Olivenbaumanbau sieht folgendermaßen aus:

1. Spanien mit 2.424.000 Hektar
2. Tunesien mit 1.538.000 Hektar
3. Italien mit 1.431.000 Hektar
4. Griechenland mit 1.026.00 Hektar.

Es folgen Länder wie die Türkei, Marokko und andere bis hin zu Malta mit 200 Hektar.[1]

Zum Vergleich: In ganz Deutschland wird auf circa 105.000 Hektar Wein angebaut.

Gibt es ein Olivenmuseum?

In verschiedenen Mittelmeerländern besteht noch heute eine enge Verbindung mit der Geschichte und Kultur des Ölbaumes. Hier ein paar Adressen von sehr interessanten Museen.

1. Museo de la Cultura del Olivo Paraje Natural Laguna Grande - Complejo Hacienda La Laguna – Puente del Obispo – Ctra. N-321 - Baeza – Jaen, km 8 Baeza – Spanien.
   http://www.museodelaculturadelolivo.com/
   http://www.todosobrebaeza.com/publi/museo_aceite/default.html
2. Museo dell` Olivo (*Ausgezeichnet: The European Museum of the Year Award for 1993*)
   Adresse: Fratelli Carli S.p.a. Via Garessio 11 - 18100 Imperia – Italien
   http://www.museodellolivo.com/

Warum wird Papst Benedikt XVI mit dem Symbol des Olivenzweigs in Verbindung gebracht?

Seit mehreren Hundert Jahren gibt es eine Weissagung, die sehr rätselhaft erscheint. Ein Zisterziensermönch namens Malachias aus dem 12. Jahrhundert behauptete, er könne alle zukünftigen Kirchenoberhäupter voraussagen.

Nach seiner Aussage könne er aber nur verschwommen die Zukunft sehen und kam zu verschlüsselten Botschaften. Der Nachfolger des Papstes Johannes Paul II würde im Zeichen *„De Gloria Olivae“* (*„vom Ruhm des Olivenbaums“*) stehen. Ein Orakel, das uns vielleicht sagen möchte, dass Papst Benedikt XVI ein Friedenspapst sein wird? Der Olivenzweig gilt seit jeher als das Symbol für Frieden. Oder war es ein Hinweis auf die Namenswahl und Kongregation des Benediktinerordens gewesen?

Als Symbol tragen die Mitglieder eine Olive und werden deshalb „Olivetaner“ genannt. Nach der Wahl zum Papst sagten Skeptiker der Malachias Botschaft: Auch der Erzbischof von Florenz, Ennio Antonelli hätte Chancen auf das höchste katholische Amt gehabt, da dieser aus Umbrien stamme, einer Region mit vielen Olivenbäumen.

Welche Bedeutung kommt der Olive in den Religionen zu?

Christentum: Schon im Alten Testament wurde über Verbindungen der Völker mit Olivenöl berichtet. Es hieß, dass das nicht semitische Volk der Philister, das in der Küstenlandschaft ansässig war, über Produktionsstätten von Olivenöl verfügten. 1.200 v. Chr. wurden in dieser Region bereits 300 Tonnen Olivenöl jährlich produziert.

Deshalb ist es nicht verwunderlich, dass das Christentum, welches aus dem Judentum hervorging, in starker Verbindung mit dem Olivenöl steht. Noch heute wird bei kirchlichen Feiern wie Taufen, Firmungen, Priester- und Bischofsweihen das „Chrisam Öl" verwendet. Chrisam leitet sich aus dem Begriff „Chrisma" (*Salböl*) beziehungsweise „Christos" (*der Gesalbte*) ab. Olivenöl wurde also nicht nur als Lebens- und Heilmittel oder zur Körperpflege eingesetzt.

Selbst die Beleuchtung in Gotteshäusern erfolgte durch den Einsatz von Olivenöl.

Und auch in der Bibel (*Wort Gottes*) ist vom Ölbaum zu lesen.

Bei Paulus (*Röm11, 17-24*) verschiebt sich das Bild dahingehend, dass dem guten Ölbaum (*dem Gottesvolk Israel*) wilde Zweige (*die Heidenchristen*) eingepfropft werden. Dies ist eine von vielen Passagen, in denen vom Ölbaum gesprochen wird.

Der Ölbaum im Koran: Der Koran ist die heilige Schrift des Islam (*das Wort Allahs*). Diese Schrift gilt als das direkte Wort Allahs und keines seiner Worte darf deshalb verändert werden. Und auch hier kann man über den Ölbaum lesen:

Sure 24. Das Licht Gott ist das Licht von Himmel und Erde. Sein Licht ist mit einer Nische (*oder: einem Fenster?*) zu vergleichen, mit einer Lampe darin. Die Lampe ist in einem Glas, das (*so blank*) ist, wie wenn es ein funkelnder Stern wäre. Sie brennt (*mit Öl*) von einem gesegneten Baum, einem Ölbaum, der weder östlich noch westlich ist, und dessen Öl fast schon Helligkeit gibt, (*noch*) ohne dass (*überhaupt*) Feuer daran gekommen ist, - Licht über Licht.[2]

Welche Bedeutung hat der Olivenzweig bei den Olympischen Spielen?

Die genaue Geburtsstunde der Olympischen Spiele ist in den Tiefen des griechischen Altertums verborgen. In Griechenland gab es kein religiöses Fest und keinen großen heiligen Bezirk, wo nicht die Verehrung der Götter mit der Durchführung sportlicher Wettkämpfe verbunden wurde. Bis heute steht fest, dass für die Griechen die Götter die wichtigsten Zuschauer waren. Die Olympischen Spiele wurden alle vier Jahre zu Ehren des Göttervaters Zeus veranstaltet. Es war früher das höchste Fest in Griechenland. Bei einem Fest, wo es im Geiste um die Freundschaft ging, hatten die Zuschauer freien Eintritt. Der Organisator des Wettlaufs, Herakles Idaios, führte ein, dass dem Sieger als Preis ein Kranz aus Zweigen vom wilden Olivenbaum verliehen wurde. „Einen schön kränzenden Ölbaum“ der beim Tempel des Zeus stand.[3] So ist der Ölzweig seit der Geburtsstunde das Symbol der Olympischen Spiele. Der Zweig wurde von einem Knaben, dessen Eltern noch lebten, abgeschnitten und als Kranz geflochten. Der Odendichter Pindar schrieb über diese altgriechische „Goldmedaille“: *„Den Sieger umkränzt mit heiterer Wonne der Ölzweig für den Rest des Lebens. Dieser nimmer weichende Schmuck ist das Höchste, was irgendeinen Sterblichen krönt.“* Pindar hat Olympia und die Olympischen Spiele in hohen Tönen besungen.

„Das Beste ist das Wasser, Gold wiederum prangt wie nächtens leuchtendes Feuer über allem stolzen Reichtum. Wenn du aber von Kampfpreisen künden willst, mein Herz, dann suche neben der Sonne auf dem einsam weiten Himmel kein Gestirn, das sein Licht am Tag weiter verströmte: Von einem herrlichen Kampfspiel als zu Olympia können wir nicht singen“, so singt er in der ersten Olympischen Ode.[4] Die nachfolgend Platzierten erhielten nichts. Dem Sieger aber war es

zusätzlich möglich, sich mit einer Statue im heiligen Olivenhain von Olympia zu verewigen.
Wie viel Geld ein solcher Champion machen konnte, hat Althistoriker David C. Young an einem Beispiel durchgerechnet. Aus einer Inschrift wissen wir, dass im 4. Jahrhundert v. Chr. bei den Panathenischen Spielen der Sieger im klassischen Stadionlauf (*über knapp 200 Meter*) 100 Amphoren Olivenöl erhielt. Der Marktwert dieser Prämie betrug 1.200 Drachmen. Dafür musste ein Zimmermann fast drei Jahre arbeiten. Der Athener Sprintsieger gewann also ein Vermögen. Nach Young reichte das Geld für eine Herde von 100 Schafen, für 6 bis 7 Sklaven der mittleren Preislage oder für eine Luxusvilla in bester Athener Lage. Zu solchen Honoraren kamen die Vergünstigungen, die ein Spitzenathlet von der eigenen Polis (*Stadt / Stadtstaat*) erwarten durfte. Der Ruhm, der von einem Sieg bei den Kranzspielen herrührte, wurde durch solche Einnahmen keineswegs verunreinigt. Der erfolgreichste Athlet war der Ringer Milon von Kroton. Sechsmal ging er als Sieger hervor. Das Ringen war auch der einzige von vielen Wettkämpfen, der im Hain stattfand, ganz in der Nähe der Zeusstatue.
Während der Olympischen Spiele gab es auch Könige, z.B. von Sparta, Elis und Pisa, die zur Durchführung der Spiele einen Vertrag zum heiligen Waffenstillstand abschlossen (*den Olympischen Frieden*). Das Öl des Olivenbaumes wurde natürlich auch zum Entzünden des Olympischen Feuers genutzt. Und bei den verschiedensten Wettkämpfen rieben sich die Athleten mit Olivenöl ein, um die Muskulatur zu lockern und zu pflegen.

Bücher zum Thema Olivenöl

In dem 2.000 Jahre alten Kochbuch von Apicius „*De rei coquindareia*“ (*übersetzt: „Über die Kochkunst“*) wurde das Olivenöl als wichtiger Beitrag zu einer gesunden Küche bezeichnet. Marcus Gavius Apicius war ein Koch der Kaiserzeit, der ohne Frage zur damaligen „High Society“ gehörte. Er war ein berühmter römischer Feinschmecker und der bekannteste Kochbuchautor der Antike. Marcus Gavius Apicius lebte im 1. Jahrhundert n. Chr. Von Plinius (*römischer Schriftsteller*) wurde er als der „größte aller Verschwender und Prasser" tituliert. Dieser gewährte einen recht großen Einblick in seine eigene Küche. Die von Apicius gesammelten Rezepte *„ab ovo usque ad mala"* (*übersetzt: „Von den Eiern zu den Äpfeln" das heißt von Anfang bis Ende*) sind nicht alle unbedingt zum Nachkochen geeignet. Denn für unseren heutigen Geschmack sind gekochte Flamingos, Kraniche oder Papageien eher ungewöhnlich. Aktuelle Bücher finden Sie in Buchhandlungen. Die Themen reichen von Rezepten bis hin zu Gesundheit.

Was für Güteklassen gibt es beim Olivenöl?

Laut Europäischer Union bestehen seit dem 1. November 2003 strenge Richtlinien zum Schutz des Verbrauchers. Die Qualität des Olivenöls ist somit gesichert und das Öl darf auch nur nach Gütebezeichnung verkauft werden.

Das sind die Güteklassen:

1. Natives Olivenöl extra: Kaltpressung bis maximal 0,8 % pro / 100 g Fettsäuren / Öl
2. Natives Olivenöl: Kaltpressung max. 2,0 % / 100 g Fettsäuren / Öl
3. Olivenöl: Besteht aus raffiniertem Olivenöl und nativem Olivenöl
4. Oliventresteröl: Besteht aus Rückständen der Ölgewinnung und Olivenöl

Die Bezeichnung „Kaltpressung" darf nur bei Olivenölen geführt werden, die bei der Pressung eine Temperatur von 27 Grad Celsius nicht überschreiten. Natives Olivenöl extra ist somit das hochwertigste aller Öle.

Was versteht man unter mediterraner Kost?

Mediterran ist die Zone, die sich rund um das Mittelmeer befindet. Die Landzonen mit Bergen und Wasser (*Meer*) verfügen über ein Klima, das im Sommer sehr warm und im Winter mild ist. Die Menschen haben so die Möglichkeit, Früchte und Gemüse auch in der Winterzeit zu ernten und somit viele Lebensmittel frisch zu genießen. Doch die Frische allein macht noch keine mediterrane Kost aus, sondern vielmehr die Kombination verschiedener Nahrungsmittel. Zudem nehmen sich Menschen in mediterranen Ländern viel Zeit zum Kochen und Essen. Die Mahlzeit ist ein kommunikatives Erlebnis und ein Akt der Lebensfreude. Die Ernährung ist abwechslungsreich und enthält viele Vitamine. Mediterrane Kost setzt sich folgendermaßen zusammen: Täglich ausreichend Frischkost in Form von Salaten und reifen Früchten. Zweimal täglich reichlich Gemüse, das schonend zubereitet wird. (*Menschen, die in der mediterranen Region leben, essen durchschnittlich zwei- bis dreimal soviel Gemüse wie wir*). Täglich hochwertige Öle, fast ausschließlich Olivenöl. Mäßig tierisches Eiweiß. Fleisch und Wurst werden nicht täglich konsumiert. Stattdessen mehr pflanzliches Eiweiß, etwa in Form von Hülsenfrüchten und Getreide. Häufig Meeresfisch statt Fleisch (*liefert Omega-3-Fettsäuren*). Regelmäßige Verwendung von frischen Kräutern und Knoblauch. Die Kost ist aufgrund der Zusammensetzung basenüberschüssig. Die Nahrung enthält viele Kohlenhydrate und ist nur mäßig eiweißreich und entspricht somit dem Grundprinzip der Trennkost. Pasta, Reis, Kartoffeln und viel Brot zu jeder Mahlzeit runden die mediterrane Kost ab. Zum Essen wird regelmäßig, aber mäßig Rotwein getrunken (*ein mit Maß getrunkenes Genussmittel, das nachweislich die Gesundheit fördert*). Das Wichtigste, was in der heutigen Gesellschaft oft fehlt, ist, dass das Essen in Ruhe und mit Muße und Freude eingenommen wird.

Phänomen Kreta: Die Einwohner von Kreta essen mehr Fett als alle anderen Menschen auf der Erde. Etwa 45 Prozent ihrer täglichen Kalorien decken sie durch den Konsum von Fett. Davon sind 33 Prozent aus

Olivenöl. Nach aktuellen Forschungen müsste dieser hohe Fettkonsum dazu führen, dass die Einwohner Kretas häufiger an Herzkrankheiten leiden als andere Völker. Genau das Gegenteil ist aber der Fall. Die Bewohner dieser Insel haben weltweit eine der niedrigsten Raten an Herzkrankheiten und Krebs. Wissenschaftler, die den „Langlebigkeitseffekt“ der Kreter aufspüren wollen, stoßen dabei immer wieder auf das Olivenöl, das auf Kreta fast so fließt wie Wein. Auf Kreta ist der Pro-Kopf-Verbrauch an Olivenöl weltweit am höchsten, dicht gefolgt von Spanien.

Ein Artikel auf der Internetseite *„www.aerztezeitung.de“*[5] weist auf eine Studie hin, nach der eine Mittelmeer-Diät gesund und gut für das Herz ist. Das belegen auch Ergebnisse kleinerer Studien. Bestätigt wird dieses Ergebnis jetzt auch von der größten prospektiven europäischen Studie (*EPIC*)[6]: Wer bereits 60 Jahre alt ist und sich an die mediterrane Diät hält, hat eine höhere Lebenserwartung als Menschen, die keine mediterrane Diät einhalten.

Bei der Studie machten 500.000 Teilnehmer mit. In der publizierten Arbeit wurden speziell 74.600 Personen ausgewertet, die bei der Aufnahme über 60 Jahre alt waren. Und das macht die Mehrheit der heutigen Gesellschaft: Wir atmen und essen. Zur Aufrechtherhaltung der Körperfunktionen benötigen und verbrauchen wir Energie. In einer Zeit, die durch Stress, Zeitdruck und Bewegungsmangel geprägt ist, fühlen sich viele Menschen nicht wohl. Es ist aber nicht das Überangebot von Nahrungsmitteln, das vor allem in den Industrieländern zu einem erhöhten Frust und Unwohlsein führt. Ein bekanntes Sprichwort lautet: „Man ist, was man isst“.

Isst man etwa zu viel säurebildende Nahrung (*Wurst, Fleisch*), hat das auf Dauer negative Folgen für den Körper:

Abfälle (*überschüssige Säuren*) lagern sich im Gewebe ab. Der Körper ist übermäßig mit Säuren belastet. Dieser Prozess kann durch Umstellung auf mediterrane Kost aufgehalten werden. Durch die Nahrungsumstellung werden sich Betroffene besser und gesünder fühlen.

Kann man Olivenöl beim Kochen ganz normal erhitzen?
Olivenöl von höchster Qualität eignet sich in der kalten und warmen Küche vorzüglich. Das „*Extra Virgin*“ ist aufgrund seines intensiven Aromas am besten geeignet. Es ist bis circa 230 Grad Celsius hitzebeständig und somit auch zum Frittieren einsetzbar. Sie sollten das Olivenöl aber spätestens nach zehnmaliger Anwendung ersetzen.
Braten ist bereits ab einer Temperatur von 130 Grad Celsius möglich. Andere Olivenöle als *„Native“* verlieren schon bei etwa 180 Grad Celsius das Aroma.
Tierische Fette enthalten im Gegensatz zu Olivenöl keine Antioxidantien, und oxidieren bei Temperaturanstieg sehr schnell, was sich nachteilig auf unsere Gesundheit auswirkt. In Olivenöl gebratene Nahrungsmittel sind kalorienärmer als solche, die in tierischem Fett gebraten werden.
Zudem ist erwiesen, dass Olivenöl wasserlösliche Vitamine enthält.
Olivenöl kann mehrmals verwendet werden, es sollten aber grundsätzlich keine unterschiedlichen Lebensmittel mit demselben Öl gebraten werden. 30 bis 50 Prozent aller enthaltenen Vitamine sind selbst nach drei – bis fünfmaligem Braten noch erhalten.

Bevor Sie mit dem Kochen beginnen, sollten Sie folgende Hinweise beachten:
· Erhitzen Sie Olivenöl nie in einem geschlossenen Gefäß. Es besteht die Gefahr, dass es sich entzündet. Bevor Sie Olivenöl in die Pfanne geben, sollten Sie diese gut erhitzen und erst bei einer Temperatur von 130 -180 Grad Celsius das Bratgut hineingeben.
· Wichtig! Gießen Sie niemals während des Bratens kaltes Olivenöl hinzu! Sonst kann das Fleisch trocken werden.
· Überhitzen Sie Olivenöl nicht und vermeiden Sie den Rauch! *Erklärung:* Bei Überhitzung des Öls werden verschiedene Stoffe, wie z.B. freie Fettsäuren, zersetzt. Wird es noch heißer, dann werden verschiedene gesunde Stoffe in ungesunde, wie z.B. Acrolein umgewandelt. Es zeigt sich dann bläulicher Dampf mit einem beißenden

Geruch. Das sollten Sie unbedingt vermeiden!

· Bei würzigem Olivenöl kann das schon bei einer Temperaturentwicklung von etwa 180 Grad Celsius auftreten. Das hat dann nichts mit der vorigen Beschreibung zutun.

Die Olive in der Kunst – was sind die bekanntesten Beispiele?

„Kunst“ ist ein Begriff, der für die verschiedensten Bedeutungen steht. Unter anderem ist Kunst das Ergebnis eines kreativen Prozesses. Vielleicht ist es deshalb eine Herausforderung für viele Künstler, sich kreativ mit dem Ölbaum auseinander zu setzen? Oder etwas abzubilden, was seit Jahrtausenden bekannt ist und einen hohen Stellenwert erreicht hat?

„Die Ölbäume sind sehr charakteristisch, und ich gebe mir große Mühe, das einzufangen. Es ist Silber, das mal ins Blaue, mal ins Grüne spielt, Bronze und beinah Weiß auf gelb-, rosa-, violett- oder orangefarbenem Boden, der bis zum stumpfroten Ocker geht.“[7]

Beispiele für Kunst mit Olivenbäumen:

Vincent Van Gogh: *Die Olivenbäume* ; Vincent Van Gogh: *Landscape with olive trees*; Vincent Van Gogh: *The Olive Trees 1889*; Vincent Van Gogh: *Champ d´ Oliviers*; Vincent Van Gogh: *Les Oliviers;*

Pablo Picasso: *Friedenstaube mit Ölzweig;* Kaloustian: *Les olives du midi*; Stefan Szczesny: *Mallorca Oliven*; Craig : *Olive Grove Chianti*; Stavros Kotsireas: *Olive Grove II;* Fabrice De Villeneuve : *Olive*; Landscape Myron: *Olive Oil Jerome*; Thilly: *Olive Tree*; Vincent Jeannerot: *Olivea*; Sophie Adde: *Olive Tree*; Martin Ludwig: *Olivenbäumchen*; Lutz Münzfeld: *Der alte Olivenbaum*; Nenad Radulovic: *Alte Olivenbäume*; Faulkner Naylor: Huile d`Olive

In südländischen Ländern feiert man Feste der Olive. Welche Bedeutung steckt dahinter?

In fast allen Mittelmeerländern und auch in Südamerika werden über das Jahr verteilt Feste und Bräuche zu Ehren des Olivenbaums gefeiert. Hier sind einige aufgelistet:

- **Spanien**:
  April: *Fiesta del Olivo Mora (Toledo)*
  Dezember: *Fiesta de la Aceituna de Martos (Jaen, 1. bis 9. Dez.)*
- **Argentinien:**
  Februar: *Fiesta Nacional del Olivo Cruz del Eje (nördlich von Cordoba)*
- **Deutschland**:
  Mai: *1 Wochenende im Mai Oliandi- Das Olivenölfest in der Pfalz Weingut Fippinger- Wick, Hauptstrasse 2, 67308 Zell im Zellertal.*
- **Italien:**
  Mai: *Sagra del Carciofo, dell'Olio e del Vino (Uri- Provinz von Sassari)*
  Oktober: *Sagra delle Olive (Villamassagria- Provinz von Cagliari)*
  November: *Sagra delle Olive, dell' Agricultura e dell'Artigianato (Gonnosfanadiga - Provinz von Cagliari)*
  November: *Pane & Olio in Frantoio (Cagliari, Sassari, Cuglieri)*

Pflegen von Möbeln mit Olivenöl

Pflegen Sie Ihre Holzmöbel mit einer Mischung aus Essig und Olivenöl. Es besteht sogar die Möglichkeit, dass scheußliche Flecken verschwinden. Das folgende Abwaschen der Möbel gelingt ebenfalls sehr gut, da sich auf der Möbeloberfläche durch das Olivenöl ein Schutzfilm bildet.

Bei stumpfen, dunklen Möbelstücken verwenden Sie eine Mischung aus Rotwein und Olivenöl, die Sie im Verhältnis 1:1 mischen. Nach dem Auftragen sollten Sie die Stelle sofort trocken polieren. Bei helleren Holzmöbeln verwenden Sie lieber Weißwein mit Olivenöl gemischt, im Verhältnis 1:1.

Krankheiten und ihre Behandlung mit Olivenöl

Akne

Beschreibung:

Neben der Leber ist die Haut das größte Entgiftungsorgan unseres Körpers. Winzige Talg-„Pumpen" halten sie geschmeidig und fettig, außerdem leiten sie unermüdlich Giftstoffe aus unserem Körper heraus. Diese Talgdrüsen können verstopfen. Ursache können bakterielle Infektionen sein, die bei mangelnder Hautpflege entstehen, hormonelle Veränderungen (*in der Pubertät*) oder auch die Einnahme bestimmter Medikamente.

Folge: Die Miniatur-Pumpen verengen sich und verstopfen. Daraufhin kann das Hautfett nicht mehr richtig ausgeschieden werden und staut sich regelrecht. Von außen sind weiße Knötchen sichtbar, teilweise haben sie zentrale schwarze Pünktchen. Man bezeichnet sie als Mitesser. Bei mit Eiter gefüllten Pusteln auf der Haut spricht man von Akne.

Bestimmte Bakterien, die sich von Hautfett ernähren, können zu einer Entzündung der Pickel führen. Anfangs ist dann ein wundes, rotes Knötchen zu sehen, das in die eigentlichen Pickel übergeht. Abhängig von der Schwere der Hautreizung klingt die Entzündung nach Tagen oder erst nach Wochen ab.

Schwere Akne kann beim Heilen vernarben. Die Narben bleiben, und darunter haben gerade Jugendliche oft richtig schwer zu leiden. Aus diesem Grund ist eine rechtzeitige und gute Behandlung notwendig.

Was tun?

Ist die betroffene Haut bereits sehr gereizt und entzündet, sollte man sie unbedingt drei – bis viermal täglich mit desinfizierenden Lotionen rei-

nigen und pflegen. Das wirkt antibakteriell und verhindert weitere Infektionen der Talgdrüsen. Entsprechende Produkte gibt es in Drogerien und Apotheken. Eine Beratung durch den Apotheker ist von Vorteil, da dieser dank seines medizinischen Fachwissens Fragen gezielt beantworten kann.
Wenn Sie Probleme mit Akne haben, sollten Sie viel trinken und sich richtig ernähren. Verzichten Sie auf fettiges Essen wie Pommes oder Süßigkeiten. Führen Sie dem Körper statt dessen lebenswichtige und gesunde Vitamine, Mineralien und Spurenelemente zu, die in Obst, Gemüse und Salat enthalten sind. So aktivieren Sie die anderen wichtigen Entgiftungsorgane unseres Körpers (*Niere, Leber, Darm*) und entlasten somit Ihre Haut.

Olivenöl hilft!

Innere Anwendung

Um die Haut auch von innen zu unterstützen, sollten Sie dreimal täglich einen Teelöffel Olivenöl einnehmen. Dann bekommt der Körper nicht nur heilende Wirkstoffe, wie zum Beispiel Vitamin E, die entzündungshemmend wirken, sondern auch Flavonoide, die das Blut verdünnen und so Entzündungen der Haut über das Lymphsystem besser abtransportieren lassen. Zudem sorgt das Olivenöl für eine Regulierung des Verdauungssystems und einen verbesserten Stoffwechsel, was die Haut zusätzlich entlastet. Der Körper entschlackt mehr über den Darm und nicht mehr so viel über die Haut.

Äußerliche Anwendung

Olivenöl ist unserem Unterhautfettgewebe in seiner Zusammensetzung sehr ähnlich. Daher ist es zur Pflege und Regeneration der Haut besonders zu empfehlen: Reiben Sie nach der Desinfektion mit Lotion aus der Apotheke die betroffenen Aknestellen dreimal täglich leicht mit einem in Olivenöl getränkten Wattetupfer ein. Um die Heilkraft zu intensivieren, können Sie dem Olivenöl einige ätherische Öle beigeben:

Vermischen Sie 10 ml Olivenöl mit 0,5 ml Kamille (*beruhigt*), 0,5 bis 0,8 ml Zitrone (*erfrischt*) sowie mit 0,5 mg Zinkum oxidatum (*wirkt zusätzlich antibakteriell*). Diese Tinktur mehrmals täglich auf die betroffenen Stellen streichen. Nach kurzer Zeit wird sich die Haut beruhigen und die Akne abheilen.

Wichtig:
Hautallergiker sollten unbedingt die Verträglichkeit der ätherischen Öle abklären.

Allergien

Beschreibung:
Mit dem Wort „Allergie" wird allgemein eine Überempfindlichkeitsreaktion unseres Immunsystems bezeichnet. Von dieser Erkrankung, ist inzwischen fast jeder dritte Deutsche betroffen, Tendenz steigend. Der Körper reagiert plötzlich und aggressiv krankhaft auf den Kontakt mit bestimmten Nahrungsmitteln, Blütenstaub, Tierhaaren, Ausdünstungen oder auch nur auf das Berühren von Gegenständen oder Flüssigkeiten. Auch die Symptome sind unterschiedlich: Luftnot, Hautjucken, Nasenlaufen, Augentränen, Kopfschmerzen, Magen-Darm-Funktionsstörungen wie Durchfall usw. können auftreten.

Seit einigen Jahren werden Allergien immer häufiger beobachtet. Sie treten sogar zunehmend bereits im Kindesalter auf. Mögliche Ursachen könnten die ständig steigende Belastung durch Fremdstoffe in der Umwelt, aber auch unsere veränderten Lebens- und Ernährungsgewohnheiten sein.

Was tun?
Die verschiedenen Reaktionen auf eine Allergie verlangen unterschiedliche Behandlungen der Medizin. Besprechen Sie mit Ihrem

Arzt, was Sie als Ursache für die allergischen Reaktionen ausgemacht haben.

Der Arzt kann einen Pricktest durchführen. Dabei werden die Allergene auf die Innenseite der Unterarme oder auf den Rücken getropft und die Haut mit einer kleinen Lanzette angeritzt. Wenn sich nach ungefähr 20 Minuten auf der Haut eine Quaddel (*Bläschen*) gebildet hat, weiß der Arzt, auf welche Produkte (*z.B. Pollen, Nahrungsmittel, Tierhaare*) der Körper allergisch reagiert.

Eine andere Alternative ist ein Bluttest (*RAST-Test*): Anstatt den Reiz über die Haut zuzuführen, wird Blut abgenommen. Da der Körper bei einer Fehlinformation des Immunsystems einen Kampf gegen das Allergen führt, wird vom Körper ein „Kampfstoff“ aus körpereigenen Chemikalien produziert, die so genannten Antikörper. Diese können bei einer Allergie im Blut nachgewiesen werden.
Eine dritte Alternative ist die Testung über die Elektroakupunktur nach Voll: Dabei werden Impulse über die Akupunkturpunkte gemessen.

Um eine Allergie in den Griff zu bekommen, werden heute viele Therapiemöglichkeiten angeboten – zum Beispiel Eigenblutbehandlung, Desensibilisierung/ Hyposensibilisierung (*eine spezielle Immuntherapie)*, Akupunktur, Homöopathie, Sauerstofftherapie, Bioresonanztherapie usw.

Eine langfristige Behandlung ersetzt oftmals nicht die akute Hilfe: Einem Pollenallergiker tränen die Augen. Der Arzt verschreibt Antihistaminika, welche die Bereitschaft des Körpers zu allergischen Reaktionen drosseln. Histamin hat großen Einfluss auf die kleinen Blutgefäße zwischen Venen und Arterien. Erweitern sich diese durch einen allergischen Reiz, kann eine Quaddel entstehen. Darüber hinaus bewirkt Histamin eine Verengung der Bronchien (*Asthma-Anfall*), das den Reiz wieder herabsetzt.

Wichtig:
Mit einer Allergie ist nicht zu spaßen. Tritt zum Beispiel durch einen Pollenreiz Luftnot auf, ist eine schnelle ärztliche Versorgung unumgänglich, da Lebensgefahr droht!

Grundsätzlich gilt, dass Allergiker versuchen sollten, die ihnen bekannten Reize zu umgehen. Weil sich Allergien im Laufe der Jahre entwickeln, ist eine frühzeitige Behandlung wichtig, um das Immunsystem so frühzeitig wie möglich zu stabilisieren und zu stärken.

Olivenöl hilft!
Innere Anwendung
Mit Olivenöl haben Sie die Möglichkeit, Ihr Immunsystem wieder zu stabilisieren. Durch hochgesunde Wirkstoffe, die das Olivenöl beinhaltet (*z.B. Vitamine, Mineralien, Flavonoide*), kann sich der Körper wieder über den natürlichen Weg regenerieren

Äußerliche Anwendung
Nutzen Sie Olivenöl zur Hautpflege. Reiben Sie zunächst Ihre Armbeuge ein, um festzustellen, ob Ihre Haut Olivenöl verträgt. Allergien gegen hochwertiges Olivenöl sind jedoch nahezu ausgeschlossen.

Altersherz

Beschreibung:
Von einem Altersherz spricht man, wenn das Organ „Herz“ in seiner Funktion eingeschränkt ist. Der faustgroße Muskel in unserem Brustkorb bringt zu wenig Leistung – das Herz pumpt nicht mehr richtig und kann seine Aufgaben als lebenswichtiges Organ nur noch eingeschränkt ausführen. Die Folgen: Schwitzen ohne körperliche Anstrengung, Herzstiche, starke Müdigkeit trotz viel Schlaf, Wasseransammlung in den Beinen.

Was tun?
Bei den ersten Anzeichen einer Herzschwäche sollten Sie sofort einen Facharzt (*Kardiologen*) aufsuchen. Sonst droht Lebensgefahr!
Der Arzt wird verschiedene Untersuchungen *(EKG, Sonographie*) durchführen und so herausfinden, wie groß – oder schwach – die Leistung des Herzens ist. In den meisten Fällen wird er Medikament verschreiben. Sie sollen die Aktivität des Herzmuskels unterstützen. Ihr Herz soll wieder richtig pumpen und auf diese Weise den Körper wieder besser mit sauerstoffreichem Blut versorgen.

Wichtig:
Versuchen Sie, Ihre Ernährung umzustellen. Essen Sie weniger Fett und dafür viele Vitamine, Mineralien, Spurenelemente, viel Obst, Gemüse und Salate. Auch tägliche Bewegung (*mindestens 30 Minuten in Ruhe an der frischen Luft spazieren gehen*) ist sehr wichtig. Treiben Sie Sport unter Anleitung (*fragen Sie Ihren Arzt oder die Krankenkasse*), um Ihrem Körper wieder Sauerstoff zuzuführen und so seinen Motor, das Herz, zu unterstützen.

Olivenöl hilft!
Um das Herz-Kreislauf-System zu entlasten, sollten Sie versuchen, die Alterung der Blutgefäße möglichst lange hinaus zu zögern. Wenn Sie konsequent Olivenöl bei der Speisenzubereitung verwenden, machen Sie einen großen Schritt nach vorn: Olivenöl enthält die einfach ungesättigten Fettsäuren und wirkt positiv auf das schlechte LDL-Cholesterin, welches das Blut verfettet. Gleichzeitig gewährleistet Olivenöl eine Erhöhung des guten HDL-Cholesterins, welches das Cholesterin zur Leber abtransportiert und dort abbaut.

Bedenken Sie bitte:
Wenn über Jahre hinweg durch falsche Ernährung (*zuviel Fett und Süßigkeiten*), zu wenig Bewegung oder anderen Faktoren (*Rauchen, Stress*) das Herz-Kreislauf-System belastet und der Körper beschädigt

wurde, kann das nicht vollständig – und schon gar nicht in kurzer Zeit – „repariert“ werden. Aber Sie können weitere Schäden vermeiden und auf alle Fälle das Allgemeinbefinden verbessern.

Innere Anwendung
Nehmen Sie deshalb zusätzlich dreimal täglich einen Teelöffel Olivenöl. Ihr Herz wird es Ihnen danken!

Appetitlosigkeit

Beschreibung:
Haben Sie keinen Hunger? Nichts schmeckt mehr? Oft gibt es ganz offensichtliche Gründe für Appetitlosigkeit. Dazu gehören: zu einseitiges Essen über einen längeren Zeitraum oder extreme psychische Belastung wie Stress, Liebeskummer oder Depressionen. Aber auch Infektionen wie eine Grippe können einem den Appetit regelrecht verderben.

Was tun?
Sprechen Sie unbedingt zuerst mit einem Arzt. Er wird mit Ihnen versuchen, die Gründe für Ihre Appetitlosigkeit zu finden. Vielleicht können Sie gemeinsam mit ihm das Problem schnell aus der Welt schaffen.

Olivenöl hilft!
Olivenöl hat auf das Verdauungssystem eine regulierende Wirkung. Nehmen Sie Olivenöl in Ihren Speisenplan auf. Sehr bald werden Sie sehen, dass Sie sich wohler fühlen.

Innere Anwendung
Bei akuter Appetitlosigkeit trinken Sie dreimal täglich ein Schnapsglas, das Sie zur Hälfte mit hochwertigem Olivenöl, zur anderen Hälfte mit süßem Rotwein füllen. Das ist ein erprobtes „Rezept“ in Spanien.

Äußerliche Anwendung
Bei einem Druckgefühl im Magenbereich, der zu Appetitlosigkeit führen kann, ist eine Olivenölkompresse zu empfehlen. Träufeln Sie etwas Olivenöl auf den gesamten Oberbauch und decken Sie es mit einem Handtuch ab, damit sich die entstehende Wärme des Öls besser entfalten kann. Die Verkrampfung im Bauch kann sich nun leichter auflösen und ein Wohlfühlen wieder herstellen.

Arteriosklerose

Beschreibung:
Falsche Ernährung (*zu viel Fett, hoher Cholesteringehalt, zu viel Salz*), Rauchen und Stress (*auch durch ungeregelte Arbeitszeit*) über einen längeren Zeitraum können böse Folgen haben. Ablagerungen (*Plaque*) haften sich an den Innenseiten der Arterien fest. Das führt zu einer Verhärtung der Gefäße (*Sklerosierung*). Durch ein verkalktes Rohr kann Wasser nicht mehr richtig fließen. Genauso kann Blut in solch verengten Arterien nur noch ganz schlecht zirkulieren. Das Fatale an der Arteriosklerose ist, dass sie erst erkannt wird, wenn es zu spät ist. Dann verspüren Betroffene Kopfschmerzen und Schwindel, sie werden müde und vergesslich. Das sind Folgen der Durchblutungsstörung, die sich durch die arteriosklerotischen Veränderungen in den Blutgefäß-Innenwänden entwickelt hat. Macht sich die Arteriosklerose in den Beinen bemerkbar, spricht man von „Schaufensterkrankheit“: Die Muskulatur in den Beinen wird nicht genügend mit Blut versorgt, was schmerzhaft ist. Die Betroffenen müssen öfter für eine Weile stehen bleiben, bis das Blut wieder ausreichend fließt und die Muskulatur wieder reichlich mit Blut versorgt wird.
Bei fortschreitenden arteriosklerotischen Veränderungen muss das Herz mehr pumpen, damit sich das Blut durch die verstopften Arterien drängen kann. Es entsteht Bluthochdruck, der auf Dauer das Herz zu sehr belastet.

Was tun?
Da Arteriosklerose in den meisten Fällen erst sehr spät festgestellt wird, ist Vorbeugung umso wichtiger. So können Sie Arteriosklerose sogar ganz verhindern: Verzichten Sie auf Fett, essen Sie viel Obst, Gemüse und Salate, hören Sie auf zu rauchen, vermeiden Sie Stress, machen Sie mehr Sport oder zumindest täglich Spaziergänge an der frischen Luft.

Olivenöl hilft!
Olivenöl wirkt wie ein Entkalker im Wasserrohr: Die Vitamine im Olivenöl beseitigen die Ablagerungen an den Gefäßwänden. Einfach ungesättigte Fettsäuren senken das schlechte LDL-Cholesterin, welches das Blut verfettet und führen zu einem Anstieg des guten HDL-Cholesterins, mit dem das Fett zur Leber abtransportiert und dort abgebaut wird. Langjährige falsche Ernährung mit falschen Fetten hat in der Regel die Blutgefäße stark beschädigt. Olivenöl hilft, Adern und Venen geschmeidiger zu machen.

Innere Anwendung
Deshalb der Tipp:
Setzen Sie Olivenöl nicht nur bei der Speisenzubereitung ein, sondern nehmen Sie zusätzlich auch noch dreimal täglich einen Teelöffel Olivenöl zu sich.

Arthrose

Beschreibung:
Unter Arthrose versteht man einen irreparablen Schaden an Gelenken, der häufig durch Fehlbelastung, in selteneren Fällen durch Verletzungen oder angeborene Knorpeldefekte, verursacht wird. Übergewicht belastet zum Beispiel besonders Knie, Hüften oder Wirbelsäule. Das kann Arthrose auslösen. Auch eine X-Bein-Stellung der Knie oder eine

angeborene leichte Hüftgelenksfehlstellung können zu einer ungleichmäßigen Belastung der Gelenke führen.
Der kranke Knorpel wird abgerieben, bis der Knochen erreicht ist.
Als „Abstützreaktion“ wächst der Knochen um das kranke Gelenk herum und bildet so genannte Osteophyten: Die Gelenke zeigen knotige Verdickungen. Abgeriebenes Knorpel- und Knochenmaterial verursachen eine Entzündung der umgebenden Gelenkhaut, was die Gelenke überwärmt und rötet. Oft klagen die Betroffenen über „steife Gelenke“ sowie über starke Schmerzen, die bei kaltem oder feuchtem Wetter sowie bei Belastung noch schlimmer werden.

Ältere Menschen sind weitaus häufiger betroffen als junge und Frauen häufiger als Männer.

Was tun?
Falls Sie Übergewicht haben: Reduzieren Sie Ihr Gewicht. Das entlastet die betroffenen Gelenke (*Knie, Hüfte*). Stellen Sie Ihre Ernährung um: Essen Sie viel Gemüse, Salate (*reich an Vitaminen, Mineralien*) und viel Fisch (*reich an Fischölen, die zusätzlich entzündungshemmend wirken*). Auch Nüsse sind Vitamin-E-Reich (*wirkt gegen Entzündungen*). Durch diese Ernährung regen Sie den Knochenstoffwechsel an und wirken einer fortschreitenden Reduzierung der Knochenmasse entgegen. Wichtig für den Körper sind auch Mineralstoffe wie Kalzium, das den Knochenstoffwechsel unterstützt und auch Vitamin E, das gegen Entzündungen wirkt.

Regelmäßige körperliche Betätigung ist sehr wichtig. Durch das Bewegen von Muskeln und Sehnen wird die Durchblutung angeregt.
Das überträgt sich auf die betroffenen Gelenke und regt den Knochenstoffwechsel an. Wassergymnastik ist sehr zu empfehlen, da bei dieser Bewegung die Gelenke wesentlich weniger belastet werden.

Letzte Hilfe bei unerträglichen Schmerzen bietet der künstliche

Gelenkersatz: Eine solche Operation wird meistens am Hüftgelenk, seltener am Knie, durchgeführt.

Olivenöl hilft!
Innere Anwendung
Zur inneren Anwendung nehmen Sie dreimal täglich einen Teelöffel Olivenöl.
Olivenöl wirkt durch das Vitamin E entzündungshemmend und ist daher sehr gut für den Bewegungsapparat. Aber auch die anderen Wirkstoffe im Olivenöl verbessern die Durchblutung und bauen Entzündungsprozesse über das Lymphsystem besser ab. Zusätzlich wirkt es auf den Knochenstoffwechsel und kann vor allem im frühen Stadium der Erkrankung zu einer deutlichen Besserung und sogar einer völligen Abheilung führen. Eine schmerzfreie Beweglichkeit sollte immer das Ziel sein, um möglichst große Lebensqualität zu haben. Olivenöl hilft dabei.

Äußerliche Anwendung
Reiben Sie die betroffenen Gelenke viermal täglich ein. Olivenöl wirkt auch äußerlich durchwärmend und durchblutungsfördernd auf die Haut und auf die tieferen Strukturen wie Knochen, Sehnen und Bänder.

Asthma bronchiale

Beschreibung:
Eine Infektion oder allergische Reize können zu einer chronischen Entzündung der kleinen Bronchien führen. Folge: anfallartige Atemnot (*Asthma-Anfall*), wobei der Husten keinen oder nur wenig zähen Schleim fördert. Nehmen Sie diese Erkrankung nicht zu leicht: Ein akuter Asthmaanfall ist ein lebensbedrohlicher Zustand und kann durch Herzversagen tödlich sein!

Was tun?
Der Arzt verschreibt krampflösende und entzündungshemmende Mittel. Versuchen Sie mit Ihrem Arzt oder Heilpraktiker heraus zu finden, wie Sie Ihr Immunsystem stärken können. Es gibt viele alternative Möglichkeiten, z.B. Eigenblut, Bioresonanztherapie, Atem- und Entspannungsübungen.
Bei einem allergischen Asthma bronchiale sollten Sie versuchen herauszufinden, auf welche Reize Sie reagieren. Es können Pollen, Nahrungsmittel oder Hausstaub sein. Versuchen Sie, diese Reize zu meiden. Eine Stabilisierung des Immunsystems ist das oberste Ziel. Sie sollten den kleinsten Baustein (*die Zelle*) Ihres Immunsystems stabilisieren. Fehlen der Zelle wichtige Stoffe wie Vitamine, Mineralien, Spurenelemente usw., können krankheitsauslösende Stoffe den Körper schwächen.

Setzen Sie sich dagegen zur Wehr:
Kräftigen Sie die Zellen, indem Sie eine langfristige Stabilität herbeiführen. Frei durchatmen zu können ohne Angst, das sollte Ihr Ziel sein.

Olivenöl hilft!
Innere Anwendung
Nutzen Sie den entzündungshemmenden Wirkstoff Vitamin E im Olivenöl. Auch Flavonoide, die das Blut verdünnen und das Lymphsystem besser arbeiten lassen (*wodurch Infektionen besser bekämpft werden*), sind im Olivenöl enthalten.
Nehmen Sie dreimal täglich einen Teelöffel Olivenöl ein, um das gesamte Immunsystem zu stärken. Dann haben aggressive Entzündungsprozesse im Bronchialsystem eine weitaus geringere Chance, Schäden anzurichten.

Äußerliche Anwendung
Nehmen Sie ein dickes Blatt Küchenrolle und tränken es mit Olivenöl. Legen Sie es über Nacht auf den Brustbereich und lassen die Wirk-

stoffe in die Tiefenbereiche des Oberkörpers einziehen. Decken Sie es zusätzlich mit einem Handtuch ab. Eine Erleichterung werden Sie schon nach kurzer Zeit feststellen, da das Öl mit seinen positiven Wirkstoffen gegen Entzündungen wirkt. Diese äußere Anwendung können Sie je nach Bedarf wiederholen.

Aufstoßen / Sodbrennen

Beschreibung:
Unser Magen ist in der Lage, Salzsäure in der Magenschleimhaut zu bilden. Sie dient als Schutz vor Bakterien, die mit der Nahrung in den Magen gelangt und regt zugleich die Bauchspeicheldrüse an. Zu viel Kaffee, Alkohol, Süßigkeiten und auch Rauchen können dazu führen, dass in der Magenschleimhaut zu viel Salzsäure produziert wird.

Die Folge:
Aufstoßen, Übelkeit und auch Magenschmerzen.
Problematisch wird es vor allem in zwei Fällen: Wenn die Magenklappe ihre Spannung verliert und so den Magen nicht richtig nach oben abschließt – oder wenn die Magenmuskeln in ihrer Bewegung gestört sind. Das passiert bei falscher Ernährung, oft bei Schwangeren oder auch aus genetischen Gründen. Dann kann Magensäure ungehindert in die Speiseröhre drängen, was im schlimmsten Fall zu einer Entzündung der Speiseröhre führt.
Betroffene klagen über Schmerzen und Säuregefühl.

Was tun?
Der erste Schritt ist ganz einfach (*und doch oft so schwer*): Verzichten Sie eine Zeitlang auf Kaffee, Süßigkeiten, Alkohol und Zigaretten oder reduzieren Sie zumindest den Konsum. Dann kann sich die Magenschleimhaut wieder beruhigen. Beim Schlafen sollten Sie ein Kopfkissen benutzen: So liegt Ihr Oberkörper etwas erhöht und die Magen-

säure kann nicht so leicht hinauf in die Speiseröhre fließen.

In der Apotheke gibt es Medikamente, die die Produktion der Magensäure herabsetzen. Doch diese Mittel sind nicht unproblematisch: Lässt die Wirkung des Medikaments nach, besteht die Gefahr, dass die Magenschleimhaut mehr Magensäure produziert als gewünscht. Ein Teufelskreis kann entstehen.

Olivenöl hilft!
Innere Anwendung
Hochwertiges Olivenöl wirkt regulierend und entzündungshemmend auf die Magenschleimhaut. Deshalb beugen Sie dem unangenehmen Sodbrennen vor, wenn Sie Olivenöl bei der normalen Speisenzubereitung benutzen. In akuten Fällen sollten Sie zusätzlich abends einen Teelöffel Olivenöl kurz vor dem Schlafengehen einnehmen.
So können die heilenden Wirkstoffe in aller Ruhe über Nacht auf die Magenschleimhaut einwirken.

Bakterielle Infektion

Beschreibung:
Zum besseren Verständnis vorab eine kleine Bakterienkunde: Es gibt kugelige, stäbchenförmige und schraubenförmige Bakterien. Die kugeligen heißen Kokken, die schraubenförmigen nennt man Spiren, die stäbchenförmigen sind Bazillen. Bakterien sind geschlechtslos.
Trotzdem vermehren sie sich – durch Zellteilung. Ihre Größe ist kaum beschreibbar. Sie sind im Schnitt nur 0,002 mm groß und deshalb kann man sie nur unter einem Mikroskop sehen.

Bakterien befinden sich überall auf der Haut, auch im Mund und im Darm und im Bereich der Scheide. Eine Besiedlung des Körpers ist absolut normal und beginnt schon bei der Geburt. Wenn das Immunsystem stabil ist, leidet der Organismus nicht darunter. Im Gegenteil, Bakterien haben durchaus schützende Aufgaben, zum Beispiel für die Haut: Ist sie gesund, schützt sie den Menschen vor chemischen, physikalischen und biologischen Umwelteinflüssen, speichert Wasser, Fette und Salze, reguliert die Körpertemperatur und mildert Schmerz, Kälte, Wärme und Druck.

Auch im Darm sind Bakterien von großem Nutzen: Milchsäure-Bakterien helfen bei der Verarbeitung von milchsauren Produkten wie Joghurt, Sauerrahm und Sauermilch. Und im Bereich der Scheide sorgen die so genannten Döderlein-Bakterien für eine Regulation der Schleimhäute.

Allerdings können Bakterien dem Menschen auch schaden. Weist die Haut Risse oder Verletzungen auf, kann eine Infektion durch Bakterien entstehen. Es gibt Bakterien, die eine Lebensmittelvergiftung auslösen können (*z.B. Salmonellen in Fleisch, Eier, Geflügel und Fisch*). Eine andere starke Vergiftung kann durch Chlostridium Botulinum ausgelöst werden: Diese Bakterien entwickeln sich meist in hausgemachten Konserven oder auch in Konserven, deren Haltbarkeitsdatum abgelaufen ist. Sie können mit einem Nervengift innerhalb von Stunden den Tod bringen. Deshalb darf der Inhalt von Konservendosen, die aufgetrieben sind, nicht gegessen werden! Finger weg auch von Gläsern, deren Deckel sich wölben und von Eingemachtem, dessen Deckel undicht sind.
Sonst droht eine Lebensmittelvergiftung!

Damit die „bösen“ Bakterien nicht in unseren Körper eindringen können, gibt es eine Art Polizei: das lymphatische System. Dazu zählen z.B. die Mandeln, die ein Eindringen von Bakterien im Nasenrachenraum abwehren sollen. Bei einer Infektion der Haut, z.B. bei einer Wundrose, können die Lymphknoten im Bereich der Leisten etwas vergrößert sein, da sie durch die Infektion mehr Arbeit zu verrichten haben und mehr Scharmützel mit eindringenden Bakterien stattfinden.

Was tun?
Ist unser Immunsystem ausgeglichen und stabil, werden Erreger erfolgreich abgewehrt. Ist unser Immunsystem jedoch geschwächt, können Bakterien recht einfach eine Infektion auslösen. Ganz wichtig ist, dass sie jetzt jede Anstrengung vermeiden und sich viel Bettruhe gönnen. Der Arzt verschreibt bei einer bakteriellen Infektion in der Regel Antibiotika, um die Infektion zu bekämpfen und Folgeschäden zu vermeiden, die bei einer Verschleppung drohen. Mit einer verschleppten Infektion ist nicht zu spaßen: Wenn sich die Gifte der Bakterien über den Blutkreislauf ausbreiten und eine Schädigung an der Herzklappe verursachen, besteht Lebensgefahr!

Olivenöl hilft!
Innere Anwendung
Unterstützend zur ärztlichen Therapie sollten Sie bei einer bakteriellen Infektion dreimal täglich einen Teelöffel Olivenöl einnehmen. So erreichen Sie, dass wichtige Entgiftungsorgane wie Leber, Darm und Nieren besser arbeiten und zu einer raschen Regeneration des Körpers beitragen. Gleichzeitig sorgen Sie für eine dauerhafte Stabilität Ihres Immunsystems.

Äußerliche Anwendung
Olivenöl wirkt antibakteriell. Bei Hautrissen oder leichten Hautverletzungen kann man mit Olivenölumschlägen eine Infektion erfolgreich abwehren: Tränken Sie ein Küchenrollenblatt mit etwas Olivenöl und legen Sie es nach Auswaschen der Wunde mit lauwarmen Wasser, auf die betroffene Hautstelle.

Bauchspeicheldrüsenentzündung

Beschreibung:
Die Bauchspeicheldrüse wiegt etwa 100 Gramm und liegt quer hinter dem Magen. Dieses Organ produziert 20 verschiedene Verdauungsenzyme, die die Nahrung in kleinste Bausteine zerlegen. Es stellt außerdem die Hormone Insulin und Glukagon her, die Spieler und Gegenspieler des Blutzuckers sind. Insulin senkt, Glukagon erhöht den Blutzucker.
Eine Bauchspeicheldrüsenentzündung, in der Regel verursacht durch zu viel Alkohol und zu fettes Essen, zeigt sich in den meisten Fällen plötzlich. Typische Symptome sind sehr starke Leibschmerzen, die oft in den ganzen Bauchbereich und in den Rücken ausstrahlen und mit Erbrechen und Kreislaufzusammenbruch einhergehen können.
Die Bauchspeicheldrüse schwillt bei einer Entzündung stark an. Ohne entsprechende Behandlung kann das Organ die Verdauungssäfte nicht mehr in den Darm abfließen lassen. Die Verdauungssäfte bleiben in der Bauchspeicheldrüse gestaut, das Gewebe wird zerstört. Jetzt droht Lebensgefahr!

Was tun?
Bei nicht geklärten Schmerzen sollten Sie unbedingt sofort zum Arzt gehen. Es werden dann Ultraschall- und Röntgen-Untersuchungen gemacht. Bei einer Bauchspeicheldrüsenentzündung gibt es zunächst entzündungshemmende Medikamente. Aber auch auf die Ernährung muss während der Entzündungsphase sehr genau geachtet werden.
Nehmen Sie kleine, fettarme Mahlzeiten zu sich und verzichten Sie auf Alkohol, kalte Getränke und Koffein.

Olivenöl hilft!
Innere Anwendung
Um die Bauchspeicheldrüse in ihrer Tätigkeit zu unterstützen, sollten Sie bei der Zubereitung Ihrer Mahlzeiten Olivenöl einsetzen.

Langfristig reguliert es nicht allein die Bauchspeicheldrüse, sondern den gesamten Verdauungstrakt. Auch bei Erkrankungen, die ihren Ursprung in der Bauchspeicheldrüse haben – wie Diabetes mellitus (*Zuckerkrankheit*) – wirkt Olivenöl unterstützend. Es hat eine positive Wirkung auf den Zuckerstoffwechsel. Vorbeugend sollten Sie am besten dreimal täglich einen Teelöffel Olivenöl einnehmen.

Beingeschwür / offene Beine

Beschreibung:
Es handelt sich um eine Störung im Blutsystem, ein Krampfaderleiden. Die Venen sind stark erweitert, die Venenklappen schließen nicht mehr richtig. Das sauerstoffarme Blut kann nicht mehr von den Beinen hinauf zum Herzen transportiert werden. Es fließt zurück in die Beine und staut sich. Die Folge ist zuerst eine Wasseransammlung (*Ödem*) in den Beinen, dann kann eine Verhärtung des Bindegewebes (*Sklerose*) entstehen. Das Bindegewebe wird nicht mehr ausreichend mit Nährstoffen versorgt, weil das Blut verklumpt. Die Beine schwellen an, es kommt zu einem Spannungsgefühl ohne Schmerzen, die Hautstelle verfärbt sich bräunlich. Sie fängt an zu nässen, wird feucht und im fortgeschrittenen Stadium öffnet sich die Stelle. Es kommt zu einem Beingeschwür, zum offenen Bein.

Was tun?
Leiden Sie unter geschwollenen Beinen, unter Spannungsgefühl in den Beinen? Dann sollte ein Arzt untersuchen, ob es sich um eine Störung im venösen System handelt. Er wird verschiedene Untersuchungen durchführen:
Dopplersonograhie (*Ultraschall-Untersuchung*):
Sie zeigt, wie das Blut in den Venen fließt.
Kontrastmittel-Röntgenuntersuchung der Venen (*Phlebographie*):
Diese Untersuchung zeigt, ob Thrombosen vorhanden sind.

Blutuntersuchung:
Durch die Blutuntersuchung kann der Arzt feststellen, ob andere Ursachen – wie Zuckerkrankheit (*Diabetes mellitus*) oder eine Gerinnungsstörung – für die schlechte Gewebsversorgung verantwortlich sind.
Entnahme von einem Stück Hautgewebe (*Biopsie*):
Mit dieser Untersuchung kann der Arzt feststellen, ob Hautkrebs (*Spinaliom*) auszuschließen ist.

Der Arzt wird feste Bandagen an den Unterschenkeln empfehlen.
Durch den Druck wird der Rückfluss des sauerstoffarmen Blutes in den Venen verbessert. Diese Kompressionsmaßnahme ist sehr effektiv!
Die Wunde muss sorgfältig gereinigt werden. Umschläge mit Kochsalzlösung wirken antibakteriell und sorgen für eine Keimfreiheit in der Wunde. Bei einer zu hohen bakteriellen Belastung ist der Einsatz eines Antibiotikums möglich. Wenn das Geschwür stark entzündet ist, kann der Arzt Kortison verschreiben. Eine Operation macht nur dann Sinn, wenn Krampfadern, die zum Geschwür führten, entfernt oder verödet werden sollen.

Einiges können Sie auch selbst tun: Stellen Sie das Rauchen ein, vermeiden Sie Übergewicht, gehen Sie spazieren, ernähren Sie sich bewusst und führen Sie dem Körper Vitamine, Mineralien und Spurenelemente zu. Treiben Sie, in Absprache mit Ihrem Therapeuten, Sport (*z.B. Schwimmen oder Walken*). Falls Sie zuckerkrank (*Diabetiker*) sind, achten Sie auf gesunde Ernährung. Vorsicht bei kleineren Verletzungen: Lassen Sie Ihre Fußnägel nur noch von einem Fußpfleger schneiden.

Olivenöl hilft!

Innere Anwendung

Olivenöl hat durch seine Bestandteile die einzigartige Möglichkeit, sehr vielseitig auf den gesamten Organismus zu wirken.
Nehmen Sie dreimal täglich einen Teelöffel Olivenöl. Das unterstützt

die Durchblutung Ihres Körpers, hält den Blutkreislauf in Schwung und stärkt das Venensystem.

Äußerliche Anwendung
Schon bei den ersten Anzeichen von Durchblutungsstörungen sollten Sie Ihre Beine mit Olivenöl behandeln: Tränken Sie eine Kompresse, legen Sie diese locker auf die betroffene Stelle und decken Sie ein Handtuch darüber. Ungefähr eine Stunde einziehen lassen. Danach werden Sie feststellen, dass die betroffene Stelle weicher und vitalisiert ist.

Vorsicht:
Das Olivenöl sollte nicht direkt mit dem offenen Bein, also der Wunde, in Berührung kommen. Deshalb sollten Sie die getränkte Kompresse oberhalb der Wunde auflegen: So wird die Durchblutung in der Muskulatur gefördert.

Beklemmungsgefühle

Beschreibung:
Es gibt verschiedene Ursachen für das Auftreten so genannter Beklemmungsgefühle: Länger andauernde, größere psychische Belastung kann ebenso Auslöser sein wie ein verschobener oder blockierter Wirbel, ein Herzanfall oder ein beginnender Herzinfarkt. Der Mensch empfindet eine extrem unangenehme Verkrampfung, verbunden mit Luftnot, Atemnot, Kurzatmigkeit und Bewegungseinschränkung (*der Oberkörper kann nicht zur Seite gedreht werden*). Dazu kommen Schweißausbrüche und das Gefühl, der ganze Brustkorb werde eingeschnürt. Panik, Übererregbarkeit und Angst sind die Folgen.

Was tun?
Sollten die Symptome mit sehr starken Schmerzen einhergehen, ver-

ständigen Sie auf jeden Fall schnell einen Arzt, denn es kann sich um einen ernsten Zustand handeln, der sofort behandelt werden muss!
Die Ursache könnte nämlich auch eine Durchblutungsstörung im Bereich des Herzmuskels sein. Ihr Arzt wird versuchen, mit Ihnen herauszufinden, was die Ursache für die Gefäßveränderung ist – Rauchen, Stress, Arteriosklerose, eine Veränderung der Blutfette (*z.B. zu hohe Cholesterinwerte)*, falsche Ernährung, Übergewicht oder Bewegungsmangel.
Sollten die Beschwerden durch einen verschobenen Wirbel ausgelöst worden sein, suchen Sie möglichst einen Arzt oder Heilpraktiker auf, der z.B. Osteopathie, Chiropraktik oder Neuraltherapie einsetzt, um das Problem zu lösen.
Ist psychische Belastung der auslösende Faktor, sollten Sie unbedingt versuchen, Ihre innere Ruhe wieder zu gewinnen – z.B. durch Entspannungsübungen oder Meditation.
Nehmen Sie Bachblüten: Die Olive wird dort bei totaler körperlicher und geistiger Erschöpfung eingesetzt.

Olivenöl hilft!

Innere Anwendung:

Olivenöl wirkt natürlich auch innerlich und tut dem Herzen gut, weil es sich sehr positiv auf das Gesamt-Cholesterin auswirkt.
Nehmen Sie dreimal täglich einen Teelöffel Olivenöl. Ihr gesamtes Immunsystem stabilisiert sich und die Blutgefäße bleiben jung und elastisch. Eine verbesserte Durchblutung des Herzmuskels sorgt für eine gleichmäßige Blutversorgung des gesamten Körpers.

Äußerliche Anwendung:

Olivenöl hilft bei der Entspannung – oft der erste Schritt zur Besserung. Lassen Sie Ihren Rücken mit Olivenöl einreiben. Es wirkt krampflösend und durchwärmend. Wenn man das Olivenöl mit einem Haarfön warm anbläst, wird die Wirkung noch verstärkt. Wegen der Verbrennungsgefahr sollten Sie den Fön nur auf eine kleine Stufe ein-

stellen und der Haut nicht zu nahe kommen.
Beklemmungsgefühle, aufgrund eines verschobenen oder blockierten Wirbels, können spontan auftreten und auch wieder durch leichte Wärme oder Massage mit Olivenöl verschwinden. Massieren Sie zweimal täglich die Rückenmuskulatur mit Olivenöl ein.

Besenreiser

Beschreibung:
Es handelt sich eher um ein kosmetisches Problem: Blut-„Fäden" sind unterhalb der Hautoberfläche zu sehen. Ursache ist eine Bindegewebsschwäche.

Was tun?
Die „Fäden" können als kosmetische Behandlung mit Hilfe von Laser entfernt werden. Sportliche Betätigung wie Laufen, Tanzen, Schwimmen oder Radfahren, sowie eine ausgeglichene Ernährung sorgen vorbeugend für eine Straffung des Bindegewebes.

Olivenöl hilft!
Innere Anwendung
Damit das Gewebe besser durchblutet wird, sollten Sie einmal täglich einen Teelöffel Olivenöl einnehmen. Schlackenstoffe werden so besser abgebaut.

Äußerliche Anwendung
Olivenöl ist dem Unterhautfettgewebe sehr ähnlich und wird deshalb sehr gut aufgenommen. Es wirkt zudem durchwärmend und entschlackt die Haut. Reiben Sie dreimal täglich etwas Olivenöl in leichten kreisenden Bewegungen etwa zehn Minuten lang auf die Besenreiser: Die leichte Massage regt die Durchblutung an und strafft das Gewebe – neue „Blut-Fäden" haben keine Chance.

Eine noch bessere Wirkung erzielen Sie, wenn Sie das Olivenöl mit ätherischen Ölen vermischen. Auf 10 ml Olivenöl gibt man je 0,5 ml Ringelblume (*wirkt heilend auf die Haut*), Pfefferminz (*wirkt krampflösend und durchblutungsfördernd*), Rosmarin (*wirkt durchblutungsfördernd*) und Beinwellwurzel (*wirkt regenerierend und schmerzlindernd*).

Bindegewebe / Bindegewebsschwäche

Beschreibung:
Die Organe unseres Körpers bestehen aus winzigen, einige tausendstel Millimeter großen Zellen. Gruppen solcher Zellen, die zusammengehören, nennt man Gewebe. Es gibt Muskelgewebe, Knorpelgewebe und Knochengewebe, Nervengewebe und Bindegewebe.
Das Bindegewebe besteht aus widerstandsfähigen, elastischen Fasern, deren Aufgabe es unter anderem ist, ausgedehnte Gewebsverbände zusammen zu halten. Viele Organe wie Herz, Lunge, Darm und auch Gehirn sind von einer Bindegewebsschicht umgeben und mit Bindegewebe verbunden. Straffes Bindegewebe bildet Sehnen. Bindegewebe ist schließlich auch wichtig bei Entzündungen und bei der Narbenbildung.

Gesunde Haut wirkt frisch, rosig und fühlt sich weich und glatt an. Sie spannt sich faltenfrei über die Konturen des Körpers. Wenn wir aber zu wenig trinken, wird unser Körper nicht richtig entgiftet, und es lagern sich Abbauprodukte im Bereich der Unterhaut und des Bindegewebes ab.

Die Folge:
Rötung, Juckreiz, Entzündungen, Schuppung und verstärkte Talg- und Schweißdrüsentätigkeit. Weiterhin können Muskelverspannungen auftreten.

Was tun?
Um eine Stabilität im Bindegewebe zu erreichen, sollten Sie sich zunächst regelmäßig körperlich bewegen: Das strafft das Bindegewebe und versorgt die organischen Zellen mit Sauerstoff. Außerdem ist eine gesunde und ausgeglichene Ernährung hilfreich.
Trinken Sie viel. So aktivieren Sie die Entgiftungsorgane und scheiden Gewebsverschlackungen aus.

Olivenöl hilft!
Innere Anwendung:
Wichtig: Einmal täglich einen Teelöffel Olivenöl einnehmen oder zumindest das Essen damit anreichern. Die innere Anwendung von Olivenöl verbessert die Durchblutung im Körper. Das beugt einer frühzeitigen Alterung der Zellstruktur vor. Ist die Zelle gesund, dann fühlen wir uns wohl. Olivenöl ist natürliches Anti-Aging für den kleinsten Baustein unseres Körpers!

Äußerliche Anwendung:
Das Olivenöl kommt dem Unterhautfettgewebe in seiner Zusammensetzung sehr nahe. Um dem Gewebe pflegende Stoffe (*Vitamine usw.*) zuzuführen, reiben Sie Ihre Haut am besten mehrmals täglich mit hochwertigem Olivenöl ein. Damit Ihre Haut besser entschlacken kann, können Sie auch Olivenkerne für eine Massage und zur Aktivierung der Gewebsstrukturen nutzen. Nehmen Sie vier bis sieben Olivenkerne in die Handinnenfläche und massieren Sie die betroffenen Stellen mit leichten kreisenden Bewegungen. Das fördert die Durchblutung und lässt die Gewebsverschlackungen besser über das Lymphsystem abfließen.

Blähungen (*Meteorismus*) / Völlegefühl:

Beschreibung:
Blähungen können viele Ursachen haben:
· blähende Speisen (*Kohl,Hülsenfrüchte, frisches Brot, Zwiebeln, kohlensäurereiche Getränke*),
· stark fetthaltige oder sehr süße Kost
· eine Ernährungsumstellung (*z.B. auf Vollwertkost)*
· zu viel Alkohol- und Kaffeegenuss
· gestörte Fettverdauung (*beispielsweise zu wenig Verdauungssäfte von der Bauchspeicheldrüse, zu wenig Magenenzyme, zu wenig Gallensäure*)
· oder auch eine Antibiotika-Therapie (*die Darmflora wurde durch ein aggressives Antibiotikum zerstört*).

In der Regel plagen den Betroffenen Magendrücken und Völlegefühl, im Extremfall aber auch starke kolik- und krampfartige Schmerzen. Dies kann mit Verstopfung und plötzlich auftretenden krampfartigen Durchfällen verbunden sein.

Was tun?
Bei Blähungen oder Völlegefühl hilft meistens ganz schnell und unkompliziert eine Wärmflasche auf dem Bauch: Die Wärme löst die Verkrampfungen und beruhigt den Darm.
Sie können sich auch bei Ihrem Apotheker beraten lassen. Dieser wird krampflösende Mittel empfehlen oder einen speziellen Tee (*z.B. aus Fenchel, Anis und Kümmel*) mischen, der Erleichterung schafft. Wenn das alles nicht hilft, sollten Sie zum Arzt gehen. Er wird versuchen, die Ursache Ihres Leidens herauszufinden. Er kann Ihnen sagen, wie Sie künftig die Blähungen und das Völlegefühl vermeiden können. Z.B. durch Verzicht auf bestimmte Speisen oder durch leichte Bewegung nach den Mahlzeiten.

Der Arzt wird Ihnen sicherlich auch raten, stets langsam zu essen und gut zu kauen. Das ist immer wichtig, denn durch langsames Durchkauen der Nahrung gelangt erstens weniger Luft in den gesamten Verdauungstrakt, was Blähungen mindert oder völlig beseitigt, zweitens wird die Speichelproduktion angeregt. Dies macht den Speisebrei schlüpfrig, er kann besser durch die Speiseröhre in den Magen rutschen. Und schließlich wird mehr Magensaft produziert, was zusätzlich für eine bessere Verdauung der Nahrung sorgt. Je nach Speise bleibt die Nahrung unterschiedlich lange im Magen (*gekochter Fisch ein bis zwei Stunden, Ölsardinen acht bis neun Stunden*).

Des Weiteren wird Ihnen der Arzt sicher auch empfehlen, regelmäßig ein wenig Sport zu treiben. Das regt die Verdauung zusätzlich an.
Eventuell wird er Ihnen – falls Sie zuvor Antibiotika eingenommen haben – auch raten, die Darmflora mit Darmkulturen wieder aufzubauen. Bei einer Erkrankung der Bauchspeicheldrüse kann er Ihnen Verdauungsenzyme verschreiben: Die sorgen dafür, dass die Nahrung in ihre kleinsten Bausteine zerlegt wird, wodurch sie besser über den Darm aufgenommen und schneller ins Blut gelangen, was den gesamten Verdauungsapparat entlastet.

Olivenöl hilft!
Egal, welche Ursachen die Blähungen haben: Olivenöl kann helfen, die Störungen im Magen-Darmtrakt zu beseitigen. Die Vitalstoffe im Olivenöl wirken krampflösend und beruhigend.

Innerliche Anwendung
Bei Blähungen sollte man deshalb morgens nach dem Aufstehen und abends vor dem Schlafengehen einen Teelöffel Olivenöl mit einem halben Glas warmen Wasser trinken.

Blasenentzündung

Beschreibung:

Ein Mensch muss häufig Wasser lassen, hat dabei starke Schmerzen und verspürt ein Brennen: Dann leidet er in der Regel unter einer Entzündung der ableitenden Harnwege, die durch Bakterien (*oft Darmbakterien*) verursacht wurde. Frauen sind häufiger betroffen als Männer. Der schlichte Grund: Die Harnröhre ist bei Frauen wesentlich kürzer als bei Männern, der Weg in die Blase ist für die Bakterien also weniger lang.

Weitere Faktoren, die zu einer Blasenentzündung führen können:
· Östrogenmangel bei Frauen nach den Wechseljahren
· eine Verengung der Harnröhre (*es bildet sich ein Rückstau bis in die Blase, Bakterien können sich länger dort aufhalten und eine Infektion auslösen*)
· eine Katheterisierung bei einer ärztlichen Behandlung
· die Einnahme von bestimmten Medikamenten (*Kortison*)
· mangelnde Hygiene oder eine Übertragung beim Geschlechtsverkehr
· Erkrankungen wie Zuckerkrankheit (*Diabetes mellitus*), Gicht
· oder beim Mann eine vergrößerte Vorsteherdrüse (*Prostata*).

Was tun?

Bei ersten Anzeichen, also häufigem Wasserlassen, das eventuell mit Schmerzen und Brennen verbunden ist, sollten Sie einen Arzt aufzusuchen. Der wird den Urin untersuchen und anhand der weißen (*Leukozyten*) und roten Blutkörperchen (*Erythrozyten*) feststellen, ob eine Entzündung im Bereich der Blase oder der ableitenden Harnwege vorliegt. Auch eine Ultraschall-Untersuchung kann einen Hinweis auf die Erkrankung geben.
Der Arzt wird entzündungshemmende und schmerzlindernde Medikamente verschreiben. Eine bakterielle Infektion (*eventuell mit Fieber*) muss mit Antibiotika bekämpft werden. Denn sollten die Bakterien zur

Niere hochwandern, können sie irreparable Schäden anrichten – und dann droht Lebensgefahr!
Unterstützen können Sie die Behandlung, indem Sie viel Flüssigkeit trinken. So spülen Sie Nieren und Blase kräftig durch und schwemmen Bakterien aus.
Bei einer gezielten Therapie kann die Erkrankung schon nach wenigen Tagen wieder verschwunden sein.

Und noch ein Tipp für Frauen: Sie sollten sich nach dem Wasserlassen stets von der Scheide in Richtung After abtrocknen: So wird das Risiko einer Blasenentzündung gesenkt.

Olivenöl hilft!
Olivenöl wirkt antibakteriell. Mit Olivenöl können Sie eine Infektion erfolgreich bekämpfen. Innerlich angewandt wirkt sich Olivenöl regulierend auf den ganzen Körper aus. Einige Vitamine helfen gegen Entzündungen, andere sorgen für verdünntes Blut und damit für eine verbesserte Durchblutung. Dies ermöglicht wiederum dem Lymphsystem, das Bakterien aufspürt und vernichtet, besser zu arbeiten.

Innere Anwendung
Nehmen Sie neben der ärztlichen Therapie dreimal täglich einen Teelöffel Olivenöl ein: So wird Ihr Immunsystem dauerhaft stabilisiert.

Blutkrankheiten

Beschreibung:
Der rote Saft in unserem Körper hat viele Funktionen: Er dient als Transportmittel für Sauerstoff, Hormone, Vitamine, Mineralien, Spurenelemente und Stoffwechselprodukte. Zudem hat er Abwehrfunktionen gegen Krankheitserreger und ist verantwortlich für die Ableitung überschüssiger Wärme aus dem Körperinnern an die Körperoberfläche.

Im Durchschnitt fließen sechs Liter Blut durch einen 80 Kilogramm schweren Menschen und machen rund 7 bis 8 % des Körpergewichtes aus.

Mehr als die Hälfte des Blutes – 56 % – ist Plasma und besteht zu 90 % aus Wasser und anderen Eiweißkörpern. Die restlichen 44 % des Blutes bestehen aus zelligen Bestandteilen.

Was tun?
Bei einer Blutuntersuchung kann der Arzt oder Heilpraktiker sehr viel über den Gesundheitszustand eines Menschen erkennen. Deshalb sollten Sie in regelmäßigen Abständen – am besten halbjährlich – eine Blutuntersuchung durchführen lassen.

Der hohe Wasseranteil im Blut ist ein Grund dafür, weshalb wir täglich viel trinken sollten. Wasser ist lebensnotwendig. Nehmen wir zu wenig Flüssigkeit zu uns, kommt es im Körper zu Versorgungsengpässen. Die Organe können ihre Aufgaben nicht mehr ausreichend oder ungenügend durchführen. Wasser ist Transportmittel für Blut, Harn und Schweiß.

Und so viel sollte ein Mensch täglich trinken:

Alter	**Wasser durch trinken**	**Wasser aus Nahrung**	**Wasser gesamt**
19 bis 24	1,5 l	1,2 l	2,7 l
25 bis 50	1,5 l	1,2 l	2,7 l
51 bis 65	1,4 l	1,1 l	2,5 l
über 65	1,4 l	1,1 l	2,5 l

Ein Erwachsener scheidet pro Tag etwa 2,5 l Wasser aus, davon 1,5 l Wasser als Harn, 0,5 l Wasser durch die Haut, 0,4 l Wasser durch die Lunge, 0,1 l Wasser mit dem Stuhl. Bei hohen Temperaturen, auch bei

Fieber oder Durchfall, verliert der Körper viel Flüssigkeit. Man muss unbedingt mehr trinken!

Herzkranke müssen aufpassen:
Sie dürfen das kranke Herz nicht durch zu viel Flüssigkeit überfordern! Sie sollten unbedingt ihren Herzarzt (*Kardiologen*) fragen, wie viel sie trinken dürfen.

Olivenöl hilft!
Innere Anwendung
Benutzen Sie Olivenöl beim Zubereiten Ihrer Speisen und nutzen Sie so die positiven Wirkstoffe des Olivenöls für Ihr Blut: Die Flavonoide verdünnen das Blut und lassen es besser fließen. Dadurch können die Vitalstoffe des Olivenöls leichter bis in die kleinsten Zellen unseres Körpers gelangen. Der Organismus wird dadurch stabiler, der Körper altert nicht mehr so schnell, wir fühlen uns fitter, gesünder und einfach wohl.

Blutdruckschwankungen

Beschreibung:
Der Blutdruck wird entscheidend beeinflusst von der Anspannung und Entspannung des Herzens. Der Druck bei Anspannung des Herzens (*systolisch*) sollte bei maximal 120 mm HG liegen, der vorhandene Druck in den Blutgefäßen bei Entspannung des Herzens (*diastolisch*) sollte nicht unter 80 mm HG liegen. Bluthochdruck beginnt bei 140 bis 160 mm HG (*oberer Wert*) bzw. 90 bis 95 mm HG (*unterer Wert*).

Was tun?
Zu viel Stress, falsche Ernährung (*zu viel Fett, Süßigkeiten*) und viele andere Faktoren (*zu viel Salz, ungeregelte Arbeitszeiten, wenig Sport, Rauchen, Bewegungsmangel etc.*) machen den Menschen heute krank.

Viele ahnen gar nicht, dass sie betroffen sind und leiden unter hohem Blutdruck, ohne es zu wissen. Das ist gefährlich, drohen doch Gefahren wie schlechte Durchblutung der Beine oder auch Nierenversagen, Schlaganfall, Hirnschlag, Herzinfarkt usw.

Deshalb der Tipp:
Lassen Sie Ihren Blutdruck regelmäßig in der Apotheke oder beim Arzt kontrollieren! Bei zu hohem oder zu niedrigem Blutdruck wird der Arzt eine medikamentöse Behandlung verordnen.

Olivenöl hilft!
Für Menschen, die unter Blutdruckschwankungen leiden, sollte die Einnahme von Olivenöl ein „Muss" sein. Olivenöl hilft, den Blutdruck zu regulieren. Das ganze Blutsystem – das Blut und die Blutgefäße – werden positiv mit Vitalstoffen unterstützt und gepflegt.

Innere Anwendung
Betroffene sollten Olivenöl auf alle Fälle in ihren Ernährungsplan aufnehmen. Zusätzlich empfiehlt sich, regelmäßig ein Gläschen Olivenöl pur zu trinken.
Rund ums Mittelmeer wird seit alter Tradition bei Bluthochdruck Olivenblättertee getrunken. Ein Rezept der *Heiligen Hildegard von Bingen* lautet: 20 g Olivenblätter werden in 1 l Wasser aufgekocht und zwar so lange, bis nur noch ¼ Liter Flüssigkeit im Topf ist. Dieser Tee soll den ganzen Tag über in kleinen Schlückchen getrunken werden.

Bluterguss (*Hämatom*)

Beschreibung:
Wenn – z.B. durch einen Schlag, eine Quetschung, einen Sturz oder auch eine Operation – Gefäße unter der Haut beschädigt werden, reißen Blutgefäße auf und es fließt Blut. Dieses Blut kann nicht nach au-

ßen abfließen und nicht sofort innerlich abgebaut werden. So entsteht ein Bluterguss, der so genannte „blaue Fleck". Er verfärbt sich zuerst Blau, dann Gelb bis hin zu Braun. Je nach Größe kann es Wochen dauern, bis er verschwunden ist. Ein Bluterguss kann auch durch Medikamente bei einer Blutgerinnungsstörung entstehen.

Was tun?

Würde man sofort Maßnahmen treffen, würde ein blauer Fleck schneller verschwinden. Lymphdrainagen oder leichte Massagen können helfen.

Gefährlich werden Hämatome nur dann, wenn ein größerer blauer Fleck im Hirn-, Augen- und Genitalbereich auftritt. Er kann wichtige Versorgungsbereiche abdrücken. Folgeschäden, z.B. am Gehirn, sind möglich. Solche Verletzungen sind sicherlich anders einzustufen, als ein blauer Fleck an Arm oder Bein. Deshalb sollten Sie bei größeren blauen Flecken im Hirn-, Augen- und Genitalbereich besser den Arzt aufsuchen.

Olivenöl hilft!

Äußerliche Anwendung

Olivenöl wirkt entzündungshemmend und regt den Lymphabfluss an, was Entzündungen abklingen lässt. Reiben Sie kleinere blaue Flecken dreimal täglich ein. Zusätzlich können Sie bei einem blauen Fleck am Bein etwas Olivenöl in die Leisten reiben: Das unterstützt den Lymphabfluss, der blaue Fleck wird schneller verschwinden.

Bronchitis

Beschreibung:

Wenn wir Luft einatmen, gelangt sie über die Luftröhre nach unten. Hinter dem Brustbein liegt eine Gabelung. Dahinter sitzen rechts und links die Bronchien vor der Lunge.

Unterkühlung und Nässe können dazu beitragen, dass sich die Schleimhäute in den Bronchien entzünden.

Folge:
Die Muskulatur in den kleinen Verästelungen der Bronchien verengt sich. Die Atmung wird schlechter und die Betroffenen klagen über ein Gefühl des Wundseins hinter dem Brustbein, trockenen Husten (*wenn dieser Husten sehr stark ist, entstehen Brustschmerzen durch die ständige Anspannung*), Auswurf von zähem Schleim, Fieber bis 38 Grad Celsius, Kopfschmerzen, Unwohlsein und Appetitlosigkeit.

Was tun?
Ruhe und Schonung sind jetzt ganz wichtig. Keine Anstrengung (*Arbeiten, Sport*) und möglichst nicht rauchen. Suchen Sie einen Arzt auf: Er wird Ihnen bei einer Infektion entzündungshemmende und schleimlösende Medikamente verordnen, bei einem chronischen Verlauf auch Antibiotika verschreiben. Das Risiko einer Verschleppung ist zu groß. Bei Fieber sollten Sie unbedingt viel trinken, denn durch die erhöhte Temperatur verliert der Körper Flüssigkeit. Vor allem kleine Kinder und ältere Menschen brauchen ständig Nachschub an Flüssigkeit. Milch ist dafür nicht geeignet, denn sie wird den vorhandenen Schleim eher noch vermehren, anstatt zu verringern.

Olivenöl hilft!
Innere Anwendung
Nutzen Sie das entzündungshemmende Vitamin E im Olivenöl. Auch Flavonoide, die das Blut verdünnen und so Infektionen und Entzündungen über das Lymphsystem besser abtransportieren lassen, sind im Olivenöl enthalten. Nehmen Sie dreimal täglich einen Teelöffel Olivenöl ein, um das gesamte Immunsystem zu stärken.

Äußerliche Anwendung
Nehmen Sie ein Blatt Küchenrolle und tränken es mit Olivenöl. Legen

Sie es über Nacht auf Ihre Brust und lassen Sie die Wirkstoffe in die Tiefenbereiche des Oberkörpers einziehen. Decken Sie es zusätzlich mit einem Handtuch ab. Schon nach kurzer Zeit werden Sie eine Erleichterung feststellen, da das Öl durch seine positiven Wirkstoffe gegen Entzündungen wirkt. Diese Anwendung können Sie je nach Bedarf wiederholen.

Brustentzündung

Beschreibung:
Durch eine bakterielle Infektion oder seltener durch einen Pilz können sich die Brustdrüsen entzünden. Das ist sehr schmerzhaft und zeigt sich häufig mit Fieber, Rötung und Überwärmung der Haut. Meistens tritt eine solche Entzündung während der Stillzeit auf: Wenn ein Baby zu wenig saugt, staut sich Milch im Gangsystem der Brustdrüsen an. Die Bakterien, die dann eine Entzündung verursachen, stammen aus der natürlichen Mundflora des Kindes.
Aber auch Frauen, die an Zuckerkrankheit (*Diabetes mellitus*) leiden, können durch eine verlangsamte Wundheilung betroffen sein. Hier dringen Erreger über kleine Verletzungen oder winzige Risse in die Haut ein und lösen eine Infektion aus.

Was tun?
Schon bei den ersten Anzeichen von Brustschmerzen – die Brust sieht vergrößert aus, die Hautoberfläche ist verdickt, gespannt, gerötet und tastempfindlich – sollten Sie einen Arzt aufsuchen. Denn wenn die Entzündung fortschreitet, kann ein Abszess (*Eitergeschwür*) entstehen und Eiter in die Muttermilch gelangen. Der Arzt wird einen Abstrich von der Flüssigkeit nehmen und ihn auf Erreger untersuchen. Das Ergebnis erleichtert die Wahl nach einem wirksamen Antibiotikum.
Zerstört die Entzündung Fettgewebe in der Brust, ist eine Operation notwendig. Dabei wird das zerstörte Gewebe entfernt.

Olivenöl hilft!
Äußerliche Anwendung
In den Anfängen der Erkrankung ist eine Behandlung mit Olivenölumschlägen möglich: Tränken Sie eine sterile Kompresse mit hochwertigem Olivenöl und legen Sie diese mehrere Stunden lang auf Ihre Brust, damit die entzündungshemmenden Wirkstoffe schnellstmöglich einziehen können. Olivenöl wirkt antibakteriell und ist dank seiner Vitalstoffe in der Lage, im frühen Stadium die Infektion erfolgreich zu bekämpfen. Sollte trotz der raschen Zuhilfenahme von Olivenöl sich Ihr Zustand verschlechtern und sogar Fieber auftreten, gehen Sie unbedingt schnellstmöglich zum Arzt.

Hoher Cholesterinspiegel

Beschreibung:
Cholesterin ist eine Grundsubstanz des Körpers und wird benötigt, um Zellwände stabil aufbauen zu können, Gallensäure herzustellen (*ohne Gallensäure funktioniert die Verdauung bestimmter Speisen nich*t), Vitamin D zu produzieren (*wird zum Aufbau des Knochens benötigt*) und spezielle Hormone (*z.B. die Sexualhormone Testosteron und Östrogen*) oder auch Kortison zu bilden.
Der Körper produziert selbstständig ein bis zwei Gramm Cholesterin. Das deckt den Eigenbedarf auch bei einer cholesterinfreien Ernährung. Cholesterin ist nicht wasserlöslich und deshalb für den Transport an Eiweiße gebunden.
Es gibt zwei Arten von Cholesterin: das HDL-Cholesterin (*High Density Lipoproteine*) – das ist das gute. Es filtert die Fetteiweiße aus dem Blut und transportiert sie zur Leber, wo sie abgebaut werden. Es dient als Schutzfunktion, weil es schlechte Cholesterine aus den Blutgefäßwänden lösen kann.
Das LDL-Cholesterin (*Low Density Lipoproteine*) ist das schlechte:
Es transportiert das Cholesterin von der Leber zu den Blutgefäßen bis

hin zu den kleinsten Zellen in unserem Körper. Es lädt sein schlechtes Cholesterin jedoch nicht nur da ab, wo man es braucht, sondern auch an den Blutgefäßen. Dadurch entsteht die Artheriosklerose (*Blutgefäßverkalkung*).

Ein ausgeglichener Wert zwischen LDL und HDL ist optimal.
Bei Blutuntersuchungen kann der Cholesteringehalt im Blut gemessen werden: Er sollte im Schnitt bei 200 mg pro Deziliter Blut liegen. Die genauen Werte sind jedoch stark altersabhängig.

Die optimalen Cholesterin-Normalwerte lauten:

	mg/dl Milligramm pro Deziliter	mmol/l Millimol pro Liter
jünger als 1 Jahr	< 190	5,0
älter als 1 Jahr	< 225	5,8
jünger als 20 Jahre	< 170	4,4
20-30 Jahre	< 200	5,2
30-40 Jahre	< 220	5,7
älter als 40 Jahre	< 240	6,2

Wichtig:
Das schlechte LDL-Cholesterin darf nicht mehr als 150 mg/dl oder 3,9 mmol/l betragen. Das gute HDL-Cholesterin sollte nicht weniger als 40 mg/dl oder 1 mmol/l haben.
Für den Arzt ist der so genannte Cholesterinquotient, der das Verhältnis der beiden Cholesterine untereinander bestimmt, wichtiger und interessanter.
Bei falscher Ernährung – z.B. bei zu fettem Essen – erhöht sich das schlechte LDL-Cholesterin.

Folge:
Das Blut wird dickflüssiger, klumpt und klebt an den Innenwänden der Blutgefäße fest.

Das Ergebnis: Arterienverkalkungen

Andere Faktoren, die den Cholesterinspiegel erhöhen können:
· Schilddrüsenunterfunktion
· schlecht eingestellter Diabetes
· chronische Leber-, Nieren- und Gallen-Erkrankungen
· verschiedene Medikamente (*Entwässerungspillen, hormonelle Verhütungsmittel*)

Ein erhöhter Cholesterinwert kann auch angeboren sein.
Faktoren, die einen zu niedrigen Cholesterinspiegel verursachen können: Leberschädigung, Schilddrüsenüberfunktion.

Was tun?
Lassen Sie Ihren Cholesterinwert bei einem Arzt oder Heilpraktiker kontrollieren. Erforderlich ist eine Blutentnahme. Um ein genaues Ergebnis zu erhalten, sollten Sie 12 bis 14 Stunden vorher nichts essen und 24 Stunden vorher weder körperliche Arbeit geleistet noch Sport getrieben haben.
Der Arzt kann Cholesterin senkende Medikamente verschreiben. Aber auch Naturmittel wie Artischocken können helfen. Stellen Sie Ihre Ernährung um (*kein Fett, wenig Eier*). Und bewegen Sie sich viel: Regelmäßig Sport, mindestens aber dreimal wöchentlich eine halbe Stunde spazieren gehen: Das senkt Ihren Cholesterinwert.

Olivenöl hilft!
Innere Anwendung
Olivenöl reduziert durch seine einfach, ungesättigten Fettsäuren nicht nur das schlechte LDL-Cholesterin, sondern erhöht gleichzeitig das gute HDL-Cholesterin.
Nutzen Sie deshalb einfach die Natur-Kraft des Olivenöls: Nehmen Sie 3 mal täglich 1 Teelöffel Olivenöl ein.

Übrigens:
Auch andere Öle (*z.B. Sonnenblumenöl*) sind in der Lage, das schlechte LDL-Cholesterin zu senken, aber sie können im Gegensatz zum Olivenöl nicht das gute HDL-Cholesterin erhöhen.
Auch bei Menschen, die eine Veranlagung zu erhöhten Cholesterinwerten haben, ist der Einsatz von Olivenöl sehr gesund.
Ein ausgeglichener Cholesterinwert ist langfristig von großer Wichtigkeit. Er hält Blut und Blutgefäße jung und lässt sie nicht so schnell verkalken!

Chronische Mittelohrentzündung

Beschreibung:
Erst ist da nur ein Schnupfen oder eine Nebenhöhlenentzündung, dann folgt eine Entzündung im Ohr (*Paukenhöhle*). Die bakterielle Infektion lässt Eiter entstehen und schließlich klagen Betroffene über Fieber, Ohrensausen, Ohrenschmerzen und Schwerhörigkeit. Der Arzt diagnostiziert: Mittelohrentzündung (*oftmals eine chronische*)

Was tun?
Suchen Sie bei den ersten Ohrenschmerzen einen Hals-, Nasen-, Ohrenarzt auf. In vielen Fällen helfen nur noch Antibiotika oder Penicillin. Die große Gefahr einer chronischen Entzündung im Mittelohr besteht darin, dass Haut aus dem äußeren Gehörgang in das Mittelohr hineinwächst und sich dort ein Knochen des Schläfenbeins entzündet. Dann droht Blutvergiftung, Taubheit und Hirnhautentzündung bis hin zum Tod.
Deshalb ist bei dieser Erkrankung ganz wichtig: Bettruhe. Bei Fieber viel Flüssigkeit (*Säfte, Tee, keine schleimende Milch*) trinken.

Olivenöl hilft!
Äußerliche Anwendung
Schon bei ersten Anzeichen von Ohrenschmerzen können Sie Olivenöl

einsetzen: Mischen Sie es im Verhältnis 1:1 mit Wasser, schütteln Sie es gut durch, reiben Sie damit die Haut um das Ohr herum ein. Wenn Sie hochwertiges Olivenöl verwenden, ist eine Verdünnung nicht notwendig. Achten Sie darauf, dass es nicht in das Ohr läuft. Decken Sie die eingerieben Stelle mit einem Waschlappen ab, um die angenehme Wärmeentwicklung des Olivenöls zu verstärken. Im frühen Entzündungsstadium hilft diese Behandlung häufig. Bleiben die Schmerzen, gehen Sie bitte bald zum Arzt: Sie sollten diese Erkrankung nicht verschleppen, da die Risiken sehr groß sind.

Chronische Dickdarmentzündung / Colitis Ulcerosa

Beschreibung:
Die Ursache für die Erkrankung ist unbekannt. Es gibt eine Vielzahl von Entstehungstheorien: erbliche Veranlagung, Störung des Immunsystems, Bakterien, Viren aber auch psychosomatische Gründe.
Auslöser ist meistens eine Nahrungsmittel-Unverträglichkeit:
Es kommt dann zu einer chronischen Schleimhautentzündung im Bereich des Dickdarms (*seltener in Bereichen des Dünndarms*). Kleinere und größere Geschwüre in der Darmwand schwächen das Immunsystem so stark, dass es schließlich auf eine Vielzahl von Nahrungsmittel reagiert und der Darm dadurch ständig gereizt wird.
Erste Anzeichen sind ein wässriger Durchfall, der mit Blut und Eiter durchsetzt sein kann. Dabei können auch einzelne Darmschichten zerstört werden. Im schlimmsten Fall erleiden Betroffene einen Darmdurchbruch oder es entwickelt sich der gefürchtete Dickdarmkrebs.

Was tun?
Bei Blut, Eiter oder Schleim im Stuhl sollten Sie sofort einen Arzt aufsuchen, am besten einen Internisten. Zuerst werden entzündungshemmende Medikamente verabreicht, doch wenn sie nicht helfen, ist eine Operation unumgänglich. Meistens muss der betroffene Dickdarmteil entfernt werden.

Als Alternative bietet sich eine Behandlung mit Eigenblut, eine Bioresonanz-Therapie oder Akupunktur an.
Sprechen Sie mit Ihrem Arzt oder Heilpraktiker über eine mögliche Nahrungsmittel-Unverträglichkeit. Er wird Tests durchführen, um die Unverträglichkeiten herauszufinden: Dann wissen Sie, auf welche Nahrungsmittel Sie in Zukunft verzichten müssen, um den Darm vor weiteren Reizen zu bewahren.
Sollte die Ursache im psychosomatischen Bereich liegen, sollten Sie mit Ihrem Arzt über eine entsprechende Therapie sprechen.

Olivenöl hilft!

Innere Anwendung

Olivenöl in kleinen Mengen pur trinken – das ist die beste Schleimhautpflege im gesamten Magen-Darm-Trakt. Die ständige Einnahme von Olivenöl wirkt entzündungshemmend und reguliert die Verdauung und das Immunsystem.

Wichtig:

Testen Sie unbedingt, ob und wie Sie hochwertiges Olivenöl vertragen. Bei einer schweren Fehlregulation des Immunsystems kann der Darm auf alle möglichen Nahrungsmittel, die normalerweise für den Körper verträglich sind, negativ reagieren.
Auf längere Zeit gesehen ist Olivenöl durch seine einfach ungesättigten Fettsäuren das einzige und richtige Öl, das Ihr Immunsystem reguliert und stärkt.

Darmkrebs

Beschreibung:

Alle Gewebe des menschlichen Körpers können sich in ihrem Wachstum verändern und Geschwülste wuchern lassen. Das muss nicht unbedingt negativ sein: Arbeitet das Immunsystem gut, besteht keine

unmittelbare Gefahr. Bösartige Geschwülste dagegen lassen ein schwaches, vielleicht sogar defektes Immunsystem vermuten. Darmkrebs entsteht in 99 Prozent aller Fälle aus anfangs gutartigen Darmpolypen. Diese verändern sich mit der Zeit in bösartige, zerstörerisch wuchernde Geschwüre.
Während sich die gutartigen Darmpolypen sehr selten bemerkbar machen, zeigen sich die bösartigen mit wechselnden Stuhlgewohnheiten (*Durchfall, Verstopfung, bleistiftdünne Stühle*) und Blutarmut.

Weitere Hinweise können sein:
· Leistungsminderung
· Müdigkeit
· Gewichtsverlust
· starke Schmerzen beim Stuhlgang
· Rückenschmerzen
· wenig bis gar kein Stuhl (*der Tumor drückt den Darm zu, verschließt ihn praktisch komplett)*

Was tun?
Je früher ein Darmgeschwür erkannt wird, desto größer die Heilungschance und desto geringer das Krebsrisiko. Deshalb sollte man ab dem 30. Lebensjahr unbedingt zum Basis-Check-up, ab 45 Jahre dann alle drei Jahre zur Vorsorgeuntersuchung gehen. Auch bei einer Darmspiegelung werden Veränderungen in der Darmschleimhaut (*Darmpolypen*) sehr früh erkannt. Diese werden in den meisten Fällen sofort entfernt. Vom veränderten Gewebe wird eine Probe entnommen und untersucht. Bei länger anhaltenden Verdauungsbeschwerden, bei starkem Druck im Bauch oder unerklärlichem Gewichtsverlust suchen Sie bitte schnellstens einen Arzt auf! Falls sich der Verdacht auf Darmkrebs erhärtet, werden schulmedizinische Therapien angeboten. Bei einer Operation wird der befallene Darmteil herausgetrennt (*die nicht befallenen Darmabschnitte werden miteinander verbunden*), auch ein künstlicher Darmausgang kann gelegt werden. Chemotherapie und Bestrahlung (*wird*

gegen Metastasen eingesetzt) sind möglich.
Sprechen Sie mit Ihrem Arzt oder Heilpraktiker auch über zusätzliche alternative Therapien (*Mistel- und Sauerstofftherapie, Vitamine etc.*).

Bei einer so schweren Erkrankung wie Darmkrebs sollte auf den psychischen Zustand des Erkrankten acht gegeben werden. Ein familiärer Rückhalt ist sehr wichtig, eventuell ist auch eine Psychotherapie anzuraten.

Sollten Sie eine erfolgreiche Behandlung hinter sich haben, beginnt die Nachsorge. Diese wird durchgeführt, um frühzeitig neu entstandene Krebsgeschwüre oder Metastasen (*Tochtergeschwülste*) zu erkennen. Diese Untersuchung findet in den ersten zwei Jahren alle drei bis sechs Monate statt. Nach dieser Zeit werden die Abstände der Untersuchung vergrößert.

Olivenöl hilft!
Spanische Wissenschaftler sind in Tierversuchen zu dem Ergebnis gekommen, dass Olivenöl vor Darmkrebs schützt. Die Forscher gehen davon aus, dass die Fettsäuren im Olivenöl den Anteil von bestimmten chemischen Reaktionen im Darm, die zur Krebsbildung führen, reduzieren.[8]

Innere Anwendung
Binden Sie Olivenöl in Ihren täglichen Ernährungsplan mit ein.

Diabetes mellitus / Zuckerkrankheit

Beschreibung:
Diese Krankheit ist seit Alters her bekannt, schon ein ägyptischer Text aus dem Jahre 1.500 v. Chr. beschreibt die Symptome. Das Wort *Diabetes* kommt aus dem Griechischen, *mellitus* aus dem Lateinischen.

„*Diabetes*“ heißt „Durchfluss“ und kennzeichnet das verstärkte Wasserlassen bei dieser Krankheit, „*mellitus*“ heißt „honigsüß“ und bezieht sich auf den hohen Traubenzuckergehalt des Urins. In der Bauchspeicheldrüse werden mehrere Hormone gebildet (*unter anderem Insulin, Glukagon und Somatostain*), die einen komplexen Stoffwechsel in unserem Körper steuern. Bei der Zuckerkrankheit spielt besonders das Insulin eine entscheidende Rolle. Es ist das einzige Hormon, das den Blutzucker senken kann.
Wenn der Mensch Nahrung zu sich nimmt, bewegt sich der Magen, was wiederum bewirkt, dass sofort aus einer Art Speicher in der Bauchspeicheldrüse Insulin in die Blutbahn abgegeben wird. Die Menge reicht aber nicht lange aus, deshalb produziert die Bauchspeicheldrüse umgehend weiteres Insulin, das langsam und gleichmäßig in den Blutkreislauf einsickert.

Das Hormon hat einumfangreiches Aufgabenpaket zu bewältigen:
· es fördert den Transport von Glukose zu allen Zellen des Körpers
· es sorgt in den Fettzellen für eine Aktivierung von Enzymen, die zur Umwandlung von Glukose in Fett notwendig sind
· es hemmt den Fettabbau
· es hat einen wachstumsfördernden Effekt
· es hemmt die Bildung von Glukagon in der Bauchspeicheldrüse
· es unterstützt die Versorgung der Zellen mit Mineralstoffen
· es aktiviert in der Leber und in den Muskelzellen Enzyme, die für die Verbrennung und die Verarbeitung von Glukose in Glykogen verantwortlich sind

Damit nicht zu viel Zucker im Blut schwimmt, hat das Insulin zwei „Gegenspieler“: die Hormone Glukagon sowie Adrenalin, den „Stressmacher“ aus dem Nebennierenmark. Sie sorgen dafür, dass sich die Werte des Blutzuckers im Normalbereich bewegen: Im nüchternen Zustand müsste er zwischen 60 bis 100 mg/dl liegen, nach dem Essen auf 140 mg/dl ansteigen.

Übersteigt der Blutzucker den Wert von 180 mg/dl, schaffen es die Nieren nicht mehr, den Zucker auszufiltern. Im Urin ist dann Zucker nachweisbar.
Wird der Wert von 120 mg/dl mehrmals übertroffen, spricht man von Zuckerkrankheit. Die Gefahr dabei: Das Blut wird dick, verstopft kleinere Blutgefäße, welche die Nervenfasern versorgen sollen und das kann starke Nervenschmerzen auslösen.

Die am meisten verbreitete Zuckerkrankheit ist Typ 2: Die so genannte Altersdiabetes bricht bei Erwachsenen aus und hat ihre Ursache in falscher Ernährung (*fettigem Essen*) und Übergewicht. Diabetes mellitus Typ 1 kann auch schon im Kindesalter auftreten. Ursache ist vermutlich eine Virusinfektion, welche die Zellen der Bauchspeicheldrüsen zerstört.

Die Krankheit erkennt man an vielerlei Symptomen:
· Starkes Durstgefühl (*das Verlangen, viel trinken zu müssen, quält auch nachts*)
· gelegentlicher Heißhunger
· kleine Verletzungen (z.*B. beim Nägelschneiden*) heilen nicht richtig
· Infektionen der Haut mit Pilzen
· wiederholte Entzündungen der Harnwege
· in Füßen und Beinen ist kein richtiges Gefühl mehr (*nur noch Taubheit*)

Was tun?
Patienten, die unter Typ-1-Diabetes leiden, werden mit Insulin in Spritzenform (*in Zukunft auch durch Einatmen*) „eingestellt“: Die Menge des Insulins wird so dosiert, dass der Blutzuckerspiegel normale Werte erreicht und zwar ohne große Schwankungen, die sonst Lebensgefahr bedeuten können.
Da die Ernährung großen Einfluss auf die Erkrankung haben kann, werden entsprechende Schulungen angeboten. Eine konsequente Le-

bensumstellung ist sehr wichtig, um die Erkrankung im Griff zu haben. Auch für Patienten mit Typ-2-Diabetes ist eine konsequente Lebensumstellung äußerst wichtig. Ihnen hilft häufig schon eine Ernährungsumstellung und Gewichtsreduktion (*Einschränkung der Kalorien- und Fettzufuhr*). Ob im Einzelfall eine Behandlung mit Insulin erforderlich ist, entscheidet der Arzt.
Um den Blutzucker eines Diabetikers zu kontrollieren, muss man regelmäßig Blut, z.B. aus einer Fingerkuppe entnehmen und über ein Blutzuckermessgerät messen. Dann wird dem Körper entweder Insulin (*wenn zu viel Zucker im Blut ist*) oder Zucker (*wenn der Patient unterzuckert ist*) zugeführt.

.

Olivenöl hilft!

Wichtig ist, Vorsorge zu treffen und dem Organismus bewusst Vitamine und andere zellverjüngende Stoffe zuzuführen. Dann bleiben die Adern frei und das Blut dünnflüssig, was für eine gute Durchblutung im Körper und Gehirn sorgt.

Innere Anwendung

Genau da hilft Olivenöl. Diabetiker sollten bei der Zubereitung ihrer Mahlzeiten unbedingt Olivenöl benutzen. Auch eine Extra-Portion (*dreimal ein Teelöffel natives Olivenöl täglich*) wird Ihnen gut tun.

Ganz wichtig:

Diabetes ist zur Volkskrankheit Nummer Eins geworden.
Nehmen Sie die Ernährungstipps sehr ernst und denken Sie immer an die schrecklichen Spätfolgen dieser Krankheit wie Schlaganfall oder Herzinfarkt!

Druckgeschwür

Beschreibung:
Bei längerem Druck auf eine Körperstelle entsteht eine Druckstelle oder sogar ein Druckgeschwür. Betroffen sind meistens bettlägerige Menschen (*Pflegefälle*), die nicht in der Lage sind, sich selbst im Bett zu drehen. Durch ständigen Druck, in der Regel auf den Rücken, entsteht der so genannte Dekubitus: Die schlechte Durchblutung und der Druck des Körpergewichts lässt die Haut trocknen. Sie wird rot und sieht bald lederartig, schwärzlich aus. Das Gewebe wird beschädigt, die Haut reißt an der Druckstelle – Bakterien können eindringen und eine eitrige Infektion auslösen. Dadurch stirbt das Hautgewebe völlig ab und muss operativ entfernt werden.

Was tun?
Die Position von bettlägerigen Kranken, die sich nicht selbstständig bewegen können, sollte alle zwei Stunden geändert werden. So entlastet man die betroffenen Stellen.

Olivenöl hilft!
Äußerliche Anwendung
Tupfen Sie die Druckstellen mehrmals täglich mit etwas Olivenöl ab. Es hat eine beruhigende, vitalisierende und pflegende Wirkung und beschleunigt die Wundheilung. Zur äußeren Anwendung können Sie dem Olivenöl noch zusätzlich ätherische Öle beigeben, um die Wirkung zu verstärken: 10 ml Olivenöl werden mit 0,5 ml Kamille (*entzündungshemmend*), 0,5 ml Lavendel (*beruhigend*) und 0,5 ml Wacholder (*durchblutungsanregend*) vermischt.

Durchblutungsstörung

Beschreibung:
Die Durchblutung unseres gesamten Organismus ist für alle unsere Körperzellen lebenswichtig. Denn mit dem Blut wird Sauerstoff transportiert und Sauerstoff heißt Leben, Kraft, Energie und jung bleiben (*Vitalität*).

Unter dem Begriff „Durchblutungsstörung“ versteht man eine unzureichende Blutzufuhr des Körpers. Der Blutstrom wird fehlgeleitet oder behindert und dafür kann es viele Gründe geben:

· Arteriosklerose
· Zuckerkrankheit
· Stress
· Übergewicht
· Rauchen
· hoher Cholesterinspiegel
· und eine zu geringe Flüssigkeitszufuhr

Ist der Transport des Blutes am Herzmuskel nicht gewährleistet, droht ein Herzinfarkt – Lebensgefahr! Bei mangelnder Durchblutung des Gehirns kann ein Schlaganfall die Folge sein.

Was tun?
Meistens bemerkt man die ersten Anzeichen für eine Durchblutungsstörung, wenn es zu spät ist:
· Schwindelanfälle
· Kopfschmerzen
· Kribbeln in den Beinen
· Herzstiche
· sowie ein Beklemmungsgefühl in der Herzgegend

Wenn diese Symptome auftreten, stellt man fest, dass das Blut nicht richtig fließt.
Jetzt muss ein Arzt zu Rate gezogen werden. Er wird durchblutungsfördernde Medikamente verschreiben und darauf hinweisen, dass Sie viel trinken müssen. Lassen Sie auch Ihren Cholesterinwert messen: Ist er erhöht, kann dies ebenfalls die Ursache für Durchblutungsstörungen sein.

Auch wichtig:
Stellen Sie Ihre Ernährung um und essen Sie weniger Fett, treiben Sie mehr Sport, gehen Sie viel an der frischen Luft spazieren.

Olivenöl hilft!
Innere Anwendung
Olivenöl hat durch seine Bestandteile die einzigartige Möglichkeit, vielseitig auf den gesamten Organismus zu wirken. Das Blut wird flüssiger, eine verbesserte Durchblutung ist möglich und Ablagerungen an den Blutgefäss-Innenwänden können sich nicht so schnell bilden. Nehmen Sie dreimal täglich einen Teelöffel Olivenöl – das hält Ihren Blutkreislauf in Schwung.

Äußerliche Anwendung
Bei Venenleiden (*Varizen/Krampfadern*) wirkt Olivenöl nicht nur durchblutungsfördernd, sondern auch entzündungshemmend (*durch Vitamin E*). Tränken Sie ein Blatt Küchenrolle mit Olivenöl, legen Sie es locker auf die betroffene Stelle Ihres Beines, decken Sie es mit einem Handtuch ab und lassen Sie es ungefähr eine Stunde lang einwirken. Danach werden Sie feststellen, dass die betroffene Stelle weicher und vitalisiert ist.

Durchfall (*Diarrhö*)

Beschreibung:
Wenn Sie öfter als dreimal am Tag flüssigen, wässrigen, dünnen oder breiigen Stuhlgang haben, spricht man von Durchfall. Ihr Körper verliert dabei extrem viel Flüssigkeit und Mineralien. Dadurch wird das Blut eingedickt und zähfließender. Es kann zum Kreislaufzusammenbruch kommen.

Was tun?
Wichtig ist, dass Sie ausreichend Flüssigkeit zu sich nehmen, um nicht zu dehydrieren (*auszutrocknen*). Das passiert sehr schnell bei Kleinkindern und älteren Menschen. Deshalb sollten Sie genügend Flüssigkeit, vor allem Elektrolyte (*Kalium, Natrium, Kalzium und Magnesium*) zuführen.
Essen Sie leichte Kost wie z.B. Zwieback. Legen Sie sich eine Wärmflasche auf den Bauch, um Magen und Darm zu beruhigen.
Sollten die Durchfälle nicht nachlassen und Fieber hinzukommen, suchen Sie einen Arzt auf. Die Ursache könnte eine bakterielle Infektion (*Salmonellen*) oder eine Darmgrippe sein. Beides ist sehr ernst zu nehmen.
Auch bestimmte Medikamente (*Antibiotika und Abführmittel*) können Durchfall verursachen: Wenn Sie Medikamente genommen haben, fragen Sie unbedingt Ihren Arzt, was zu tun ist.
Sollten Sie nach einer Fernreise an unerklärlichen Durchfällen leiden, suchen Sie unbedingt umgehend einen Arzt auf! Es könnte sich um eine gefährliche Virusinfektion handeln. Nur bei sofortiger Behandlung ist schnelle Genesung möglich. Wird die Erkrankung verschleppt, wird das Immunsystem weiter geschwächt. Im ungünstigsten Fall kann dies zum Tode führen.

Olivenöl hilft!

Innere Anwendung:

Nehmen Sie bei Durchfall dreimal täglich einen Teelöffel Olivenöl ein. Olivenöl hat auf den Darm eine reinigende, beruhigende und leicht verdauliche Wirkung. Es beeinflusst daneben positiv noch andere wichtige Verdauungsorgane wie Bauchspeicheldrüse, Leber und Gallenblase.

Äußerliche Anwendung:

Sie können den Bauchbereich mit etwas Olivenöl einreiben und mit einem Handtuch abdecken. Es entwickelt sich eine angenehme Wärme. Das wirkt zusätzlich beruhigend und regulierend.

Ekzem

Beschreibung:

Ein Ekzem ist eine Hautstelle, die häufig stark juckt, die jedoch ohne Vernarbung abheilen kann, da nur die Oberhaut betroffen ist. In vielen Fällen sind Allergien auf bestimmte Nahrungsmittel die Ursache für diese Hautreizung.

Was tun?

Ein Arzt verschreibt entzündungshemmende Medikamente: Sie sollen die Haut beruhigen und auch heilen lassen.

Versuchen Sie jedoch auf alle Fälle, mit dem Arzt oder Heilpraktiker die Ursache für diese Hauterkrankung herauszufinden. Bedenken Sie bitte immer: Die Haut ist ein wichtiges, ja das größte Entgiftungsorgan des Körpers. Sie wird entlastet, wenn eine „Entsorgung“ von Giftstoffen über Organe wie Nieren, Leber und Darm möglich ist. Eine weitere Ursache könnte eine Nahrungsmittelallergie sein, die für eine Schwächung des Immunsystems sorgt (*siehe unter Allergie*).

Olivenöl hilft!
Innere Anwendung
Stellen Sie Ihre Ernährung um – nur so können Sie die Ursache der Krankheit gründlich beseitigen. Benutzen Sie beim Zubereiten Ihrer Speisen stets kalt gepresstes Olivenöl. Nehmen Sie zusätzlich dreimal einen Teelöffel ein. So führen Sie Ihrem Körper wieder wichtige Vitamine zu und das Immunsystem kann sich regenerieren.

Äußerliche Anwendung
Nutzen Sie auch die pflegende und heilende Wirkung des Olivenöls bei der äußerlichen Anwendung: Tupfen oder reiben Sie die betroffenen Stellen mehrmals täglich mit etwas Olivenöl ein. Dazu nehmen Sie eine sterile Kompresse, tränken Sie diese mit etwas Olivenöl und tupfen die betroffenen damit Stellen ab. Um die Wirkung zu verstärken, können Sie dem Olivenöl pflegende Stoffe beimischen, z.B. auf 10 ml Olivenöl 0,5 ml Nachtkerzenöl und 20 ml Eichenrindensud (*100 g Eichenrinde mit 0,5 l kaltem Wasser aufgießen und über Nacht stehen lassen*).

Erkältungen

Beschreibung:
Viren verursachen eine Infektion der oberen Luftwege, die leicht übertragbar ist: Diese Erkrankung ist nichts Dramatisches und dauert ungefähr eine Woche. Aber durch die Schwächung des Immunsystems kann es zu einer zweiten, noch schlimmeren Infektion (*Sekundärinfektion*) kommen, die dann bakteriell ist. Bei einer Sekundärinfektion sorgen Kopfschmerzen, Husten, Fieber und Schwellung bestimmter Schleimhäute (*in Nase und Rachen*), für ein ausgeprägtes Krankheitsgefühl. Einziger Vorteil: Gegen den Erreger, der die Krankheit ausgelöst hat, ist man monatelang immun.

Was tun?

In der Regel helfen schleimlösende Mittel gegen den Husten und abschwellende Nasensprays. Geben Sie dem Körper viel Vitamin C (*Orangensaft, Acerola-Kirsche*) und gönnen Sie sich vor allem sehr viel Bettruhe, damit Ihr Körper Zeit und Kraft findet, sich gegen die Infektion zu wehren. Vermeiden Sie Stress und treiben Sie vorerst keinen Sport. Auf Milch sollten Sie wegen der Schleimbildung ebenfalls verzichten, bis sich eine Besserung eingestellt hat.

Sie können auch Ihren Arzt oder Apotheker um Rat fragen. Der Arzt kann zusätzlich durch einen Abstrich herausfinden, ob neben den Viren auch Bakterien beteiligt sind. Ist dies der Fall, kann eventuell eine Behandlung mit Antibiotika notwendig sein.

Olivenöl hilft!

Innere Anwendung

Ihr Körper braucht gerade jetzt viel Kraft, Energie und Gesundheit.

Deshalb: Schlucken Sie dreimal täglich einen Teelöffel Olivenöl und zwar morgens, mittags und abends, jeweils vor dem Essen. Damit tanken Sie nicht nur Vitamine, Mineralien und Spurenelemente, sondern auch entzündungshemmende Wirkstoffe – und bauen zugleich das Immunsystem wieder kraftvoll auf.

Fieber

Beschreibung:

Unsere Körpertemperatur liegt normalerweise zwischen 36 bis maximal 38 Grad Celsius und wird in einem bestimmten Teil unseres Gehirns (*dem Hypothalamus*) gesteuert. Verschiedene Einflüsse – z.B. eine Infektion durch Viren oder Bakterien aber auch ein Tumor – können die „Befehlszentrale“ im Kopf ausschalten: Automatisch steigt dann die Körpertemperatur an. Leichtes Fieber beginnt bei 38 Grad, hohes Fieber bei 39 Grad Celsius.

Die Symptome sind vielfältig:
· Kopf und Gliederschmerzen
· Appetitlosigkeit
· Müdigkeit und Abgeschlagenheit
· Schwäche und Benommenheit
· starkes Schwitzen
· Herzrasen (*Kreislaufbelastung*)
· schnelle Atmung
· Schüttelfrost (*wenn das Fieber zu schnell steigt*)

Was tun?
Gehen Sie sofort ins Bett. Nur absolute Ruhe kann verhindern, dass nicht auch noch das Herz-Kreislauf-System angegriffen wird. Fieber ist immer ernst zu nehmen. Trinken Sie unbedingt ausreichend, wenn Sie Fieber haben. Der Körper verliert durch das Schwitzen Flüssigkeit und dieser Verlust muss schnell ersetzt werden.
Der Arzt wird verschiedene Untersuchungen machen und entweder fiebersenkende oder entzündungshemmende Medikamente verschreiben. Sollte eine bakterielle Infektion das Fieber ausgelöst haben, ist ein Antibiotikum notwendig.
Eine bewährte Heilmethode, Fieber zu senken, sind Wadenwickel:
Man legt zwei Handtücher in kaltes Wasser, lässt das Wasser einziehen und drückt es aus. Erst werden die nasskalten Tücher um jeden Unterschenkel (!) des liegenden Fieberkranken gelegt und dann mit trockenen Handtüchern umwickelt. Um das Fieber zu senken, sollte dieser Vorgang alle fünf Minuten wiederholt werden.

Olivenöl hilft!
Fieber ist keine Krankheit, sondern eine Reaktion des Immunsystems. Der Körper kämpft gegen etwas an. Olivenöl unterstützt die körpereigene Abwehr.

Innere Anwendung
Nehmen Sie deshalb während der Fieberattacken dreimal täglich einen Teelöffel Olivenöl und spülen Sie ihn mit einem Glas lauwarmem Wasser nach. Das stärkt Ihr Herz-Kreislauf-System und schenkt Ihrem Körper lebenswichtige Energie!

Furunkel

Beschreibung:
Ein Furunkel ist eine infektiöse Entzündung durch Bakterien (*Staphylokokkus aureus*) im Bereich um eine winzige Haarwurzel im Nacken, im Gesicht, auf der Brust oder auch am Gesäß. Ein Furunkel entsteht in den meisten Fällen plötzlich und kann sehr schmerzhaft sein. Nach einiger Zeit öffnet es sich und Eiter tritt aus.
Begünstigt wird das Entstehen von Furunkeln durch eng anliegende Kleidung und durch Diabetes mellitus (*Zuckerkrankheit*).

Was tun?
Schon beim Entstehen eines Furunkels sollte man einen Arzt aufsuchen. Der wird entweder eine desinfizierende Salbe und ein Antibiotikum verschreiben oder auch, falls sich schon Eiter gebildet hat, einen kleinen Schnitt mit einem Skalpell machen, damit der Eiter abfließen kann.
Gefährlich wird es, wenn Hauptvenen, die in Verbindung mit dem Gehirn stehen, die Bakterien aus den Furunkeln weiter transportieren.
Dies kann unter sehr ungünstigen Umständen zu einer Hirnvenen-Thrombose führen. Lebensgefahr droht!

Olivenöl hilft!
Äußerliche Anwendung
Die antibakterielle Wirkung des Olivenöls ist bekannt. Im Anfangsstadium eines Furunkels sollten Sie die betroffene Stelle mehrmals täg-

lich, mit etwas Olivenöl auf einem sterilen Tupfer, einreiben und mit einer sterilen Kompresse abdecken. Das Furunkel wird weicher und reifer, dadurch kann der Eiter leichter und schneller austreten.
Wenn sich der Zustand nicht bessert, sollten Sie schnellstens einen Arzt aufzusuchen!

Fußpilz

Beschreibung:
Fußpilz ist sehr unangenehm. Jeder vierte Deutsche leidet darunter. Fußpilz ist eine der häufigsten Hauterkrankungen unserer Gesellschaft. Betroffen sind in den meisten Fällen zuerst die Stellen zwischen den Zehen, wobei der Pilz schnell auf Fußsohlen und Fußnägel übergreifen kann. Am Anfang ist da nur eine leichte Entzündung, die aber schnell stärker wird. Die betroffenen Stellen nässen, Bläschen bilden sich, sehr starker Juckreiz quält.

Die Ursache für eine Ansteckung findet sich in feuchten Räumlichkeiten (*Schwimmbäder, Sauna*). Aber auch Schuhe, die zu selten gewechselt werden, begünstigen die Entstehung von Fußpilz, vor allem bei schwitzenden Füßen im Sommer.
Gefährlich wird es, wenn der Erreger bei einer Verletzung des Nagelbetts in das Blut eindringt. Deshalb sollten Diabetiker (*Zuckerkranke*), die unter schlechter Wundheilung leiden, ihre Fußkosmetik von einem Fachmann durchführen lassen. Dadurch wird das Risiko einer zusätzlichen Infektion gemindert.

Was tun?
Sorgen Sie dafür, dass sich der Pilz nicht wohl fühlen kann. Trocknen und desinfizieren Sie Ihre Schuhe nach starkem Schwitzen. Waschen Sie Strümpfe und Handtücher heiß durch. 60 Grad Celsius reichen nicht aus, um die Pilzsporen abzutöten. Deshalb ist es ratsam sie bei

einer Temperatur von 90 Grad Celsius zu waschen. Entfernen Sie regelmäßig abschuppende Haut (*eventuell beim Fußpfleger*).
Sollten Sie trotz dieser Vorsichtsmaßnahmen weiterhin Probleme haben, sprechen Sie mit Ihrem Hautarzt oder Apotheker.
Um das Immunsystem zu stärken, sollten Sie auch Ihre Ernährung umstellen (*Verzicht auf Zucker, wenig Fett*) und viel Vitamine, Mineralien und Spurenelemente (*Obst, Gemüse, Salat*) zu sich nehmen. So regulieren Sie Ihr Abwehrverhalten und sind langfristig für Pilzinfektionen nicht so anfällig.

Olivenöl hilft!

Innere Anwendung

Olivenöl ist durch seine hochwirksamen Inhaltsstoffe entzündungshemmend und lässt Hautreizungen wirksam abheilen. Um das gesamte Immunsystem langfristig zu stabilisieren, sollten Sie dreimal täglich einen Teelöffel Olivenöl einnehmen.

Äußerliche Anwendung

Reiben Sie die befallenen Stellen viermal täglich mit Olivenöl ein. Es reguliert, pflegt und lässt die betroffenen Hautstellen wieder völlig abheilen.

Gallenblasenentzündung

Beschreibung:

Die Gallenblase ist ein birnenförmiger, ungefähr acht bis zwölf Zentimeter langer und vier bis fünf Zentimeter breiter Sack. Sie produziert pro Tag, je nach Menge der Verdauung, etwa 600 bis 800 ml Gallenflüssigkeit. Bei einer akuten Entzündung der Gallenblase sind die zum Teil sehr heftigen Schmerzen rechts im Oberbauch bis hin zum Rücken, manchmal auch im gesamten Bauch zu spüren. Übelkeit und Brechreiz können folgen. Sind Bakterien für eine Entzündung verantwortlich, kann zudem noch Fieber auftreten.

Was tun?

Der Arzt verschreibt entzündungshemmende Medikamente, bei einer bakteriellen Entzündung auch Antibiotika. Bei einer sehr starken Entzündung muss eventuell die komplette Gallenblase entfernt werden. Beugen Sie vor: Nehmen Sie kleine, leichte Mahlzeiten zu sich. Verzichten Sie auf spätes, üppiges und schweres Essen sowie auf tierische Fette.

Olivenöl hilft!

Innere Anwendung:

Am Anfang, wenn die Schmerzen noch nicht so schlimm sind, kann Olivenöl dazu beitragen, dass mehr Verdauungssaft produziert und so die Entzündung in der Gallenblase eingedämmt wird. Deshalb sollten Sie bereits bei den ersten Anzeichen einer Gallenblasenentzündung ein Stück Weißbrot nehmen, es in Olivenöl eintunken und gut durchkauen. Achten Sie darauf, dass das Brot viel Olivenöl aufnimmt.
Mehr Olivenöl heißt mehr Hilfe für die Gallenblase.

Äußerliche Anwendung:

Zusätzlich können Sie Olivenölkompressen am unteren rechten Rand des Rippenbogens anlegen. Das wirkt beruhigend auf den Oberbauch. Lockern Sie zuerst eng anliegende Kleidungsstücke, um den Druck zu nehmen und den Oberbauch zu entlasten. Nehmen Sie dann Olivenöl und eine Kompresse. Träufeln Sie etwas Olivenöl auf den rechten Rand des Rippenbogens und decken Sie es nun mit der Kompresse und zusätzlich mit einem Handtuch ab. Das Olivenöl wird eine angenehme Wärme entfalten und zu Erleichterung führen.

Und schließlich sollten Sie, wenn Sie öfter Probleme mit der Verdauung haben, Olivenöl zum festen Bestandteil Ihrer Speisenzubereitung machen. Das hilft garantiert und wirkt im übrigen auch noch vorbeugend gegen die Bildung von Gallensteinen, diese kleinen, harten Brocken, die stark schmerzen können.

Ganz wichtig:
Sollten die Beschwerden nicht nachlassen, suchen Sie baldmöglichst einen Arzt auf.

Gastritis (*Magenschleimhautentzündung*)

Beschreibung:
Die Medizin kennt die akute und die chronische Gastritis. Die akute Entzündung der Magenschleimhaut tritt sehr schnell auf und macht sich mit Druck und Völlegefühl im Bauch, aber auch mit Schmerzen zwischen den Rippenbögen und Übelkeit bemerkbar. Bei einer starken Reizung muss sich der Betroffene übergeben, das Erbrochene zeigt sich braun-schwarz gefärbt und enthält Blut.
Ursache für die Entzündung können Reize wie zu viel Alkohol, eine Nahrungsmittel-Unverträglichkeit oder auch bestimmte Medikamente sein. Manchmal liegt es aber auch daran, dass eine bestimmte Art von Zellen in der Magenschleimhaut abgestorben sind und deshalb mehr Magensäure gebildet wird.
Bei der chronischen Form tritt die Entzündung in der Magenschleimhaut immer wieder auf, über Wochen und Jahre. Ständiger Alkoholkonsum oder bestimmte Medikamente kommen als Ursache in Frage, aber auch Bakterien (*Helicobakter pylori*), die den Magen besiedeln und dort zu einer Entzündung führen.

Was tun?
Sollten Sie unerklärliche Magenschmerzen haben, gehen Sie unbedingt zum Arzt. Er wird Ihnen schnell sagen können, ob es sich um eine leichte Entzündung handelt oder um ein ernsteres Problem. Er wird Medikamente verordnen, die die Magensäure herabsetzen, die Schmerzen lindern und die gereizte Magenschleimhaut abheilen lassen.
Bei ständigen Magenproblemen kann eine Magenspiegelung sinnvoll sein, damit sich der Arzt ein eindeutiges Bild machen kann.

Bei längerer Erkrankung der Magenschleimhaut sollten Sie durch einen Facharzt (*Enterologen*) feststellen lassen, ob in der Magenschleimhaut eine Zellveränderung vorliegt.

Ganz wichtig:
Kleinere Magenschleimhautblutungen können ohne Komplikationen zum Stillstand kommen. Größere Blutungen in der Magenschleimhaut bedeuten Lebensgefahr!

Olivenöl hilft!
Innere Anwendung
Bei den kleinsten Anzeichen einer Magenverstimmung nehmen Sie dreimal täglich zwei Teelöffel Olivenöl auf nüchternen Magen oder eine halbe Stunde vor den Mahlzeiten ein. Sollten Sie das Öl nicht schlucken können, verrühren Sie es mit etwas Zucker oder Honig.
Das Olivenöl wird sich wie ein Schutzfilm auf die Magenschleimhaut legen und diese wieder regulieren.

Äußerliche Anwendung
Sie können den Bauch zusätzlich mit etwas Olivenöl einreiben und mit einem Handtuch abdecken. Diese äußerliche Anwendung wirkt zusätzlich beruhigend, durchwärmend und regulierend auf den gesamten Magen-Darm-Trakt.

Gerstenkorn

Beschreibung:
Die zarte Lidhaut im Wimpernbereich eines Auges ist eitrig entzündet, wölbt sich rötlich auf und drückt unangenehm aufs Auge: Wir haben uns ein Gerstenkorn eingefangen. Die Eiterpustel wird von Bakterien verursacht, die vermutlich beim Reiben des Augen mit schmutzigen Fingern eindringen konnten.

Was tun?
Ein Arztbesuch ist zu empfehlen, da die Entzündung schnell auf das Auge übergreifen und zu Bindehautentzündung führen kann. Es besteht auch die Gefahr, dass die Bakterien in die Blutbahn weiter wandern. Bei einer starken Entzündung hilft eine antibiotische Salbe.
Infrarotbehandlung ist in der Lage, das Gerstenkorn schneller reifen zu lassen: Dazu wenden Sie zweimal täglich für fünf Minuten Rotlicht an. Halten Sie das Rotlicht so nah bzw. so weit entfernt vor den betroffenen Lidrand, dass es angenehm warm ist. Der Pickel wird durch die Wärme reifen und mit der Zeit aufplatzen.

Wichtig:
Das Gerstenkorn nie selbst ausdrücken! Die Gefahr, dass die Infektion sich ausweitet oder sich die Entzündung verstärkt, ist zu groß.

Olivenöl hilft!
Äußerliche Anwendung
Tröpfeln Sie sechsmal täglich im Abstand von vier Stunden etwas Olivenöl auf eine sterile Kompresse und reiben Sie damit vorsichtig die Eiterpustel ein.

Achtung: Das Öl darf nicht ins Auge gelangen!

Das Öl wird die Eiterpustel reifen lassen und gleichzeitig durch seine entzündungshemmende Wirkstoffe die Gefahr eines Übergriffes der Infektion auf das Auge herabsetzen. Sie werden nach kurzer Zeit eine Besserung feststellen.

Gicht

Beschreibung:
Gicht ist gekennzeichnet durch starke Schmerzen in den Gelenken (*meistens in Ellenbogen, Fingergelenken, Knien, Großzehen*), später

zeigen sich kleine Beulen an den Gelenken. Der Ablauf der Krankheit im Körper ist relativ simpel: Die Nieren scheiden nicht genug von der Harnsäure aus, die im Blutkreislauf transportiert wird. Daraufhin lagern sich Harnsäurekristalle in den Gelenken ab. Das tut weh und kann im fortgeschrittenen Zustand auch zu einer Zerstörung des Gelenks führen.

Die häufigste Ursache für Gicht ist falsche Ernährung. Die Neigung zu Gicht kann aber auch vererbt werden. Gicht tritt oft mit anderen Krankheiten auf, z.B. mit Übergewicht, Arteriosklerose oder Fettstoffwechselstörungen.

Was tun?

Der Arzt wird Harnsäure ausschwemmende Medikamente verschreiben und Ihnen raten, unbedingt auf eine gesündere Ernährung zu achten. Meiden Sie alles, was Gicht fördert.

Dazu gehören:
· Fleisch (*vom Schwein*)
· Innereien (*Nieren, Herz, Leber*)
· Fisch und Meeresfrüchte (*Salzhering, Forellen*) in Fischkonserven
· einzelne Gemüsesorten (*Linsen, Bohnen, Spinat, Spargel, Pilze)*
· Nahrungsmittel (*wie Hefe und Haferflocken*)
· Genussmittel (*wie Alkohol und Schokolade*)

Bevorzugen Sie:
· Fleisch (*Rind, Kalb, Wild*)
· frischer Fisch und Meeresfrüchte (*bei Krabben etwas auf die Menge achten!)*
· Geflügel (*in Maßen*)
· jedes Getreide (*außer Haferflocken*)
· Milch und Eier
· Olivenöl
· Gemüse, Salat, Nüsse

Olivenöl hilft!
Olivenöl hilft, eine entzündungshemmende Wirkung auf den gesamten Köper zu entfalten. Es reguliert alle Entgiftungsorgane (*Leber, Darm, Lymphsystem*) und natürlich auch die Nieren.

Innere Anwendung
Benutzen Sie deshalb Olivenöl für das Zubereiten Ihrer Speisen. Ein Erfolg wird sich allerdings nur einstellen, wenn Sie auf die Gicht fördernden Nahrungsmittel verzichten.
Bei akuten Schmerzen sollten Sie zusätzlich dreimal täglich einen Teelöffel Olivenöl einnehmen.

Grauer Star

Beschreibung:
Mediziner nennen den Grauen Star „*Katarakt*". Das Wort kommt aus dem Griechischen und bedeutet „Wasserfall". Früher ging man davon aus, dass eine graue Farbe, wie eine geronnene Flüssigkeit im Auge, zur Erblindung geführt hat. Heute weiß man, dass andere Faktoren für die Entstehung verantwortlich sind.
Unsere Linse ist durchsichtig, weich und flexibel. Eine Regulation – die notwendige Anpassung der Linse, wenn wir Dinge nah und fern sehen wollen – findet durch die Linsenflüssigkeit statt. Wenn diese Regulation nachlässt, sammelt sich Flüssigkeit in der Linse an. Die Betroffenen reagieren sehr empfindlich auf Licht und sehen Nebel- und Doppelbilder. Das Bild verliert immer mehr an Schärfe, am Ende ist es völlig dunkel – der Mensch ist blind.
Alle Trübungen der Linse werden als „Grauer Star" bezeichnet. „Star" kommt von dem starren Blick eines Blinden. Verursacher der Krankheit können Leberentzündungen oder Infektionskrankheiten wie Mumps, Diabetes mellitus (*Zuckerkrankheit*) und Bluthochdruck sein. Im fortgeschrittenen Stadium berichten Patienten, dass sie wie durch

ein Milchglas sehen. Auch der ständige Einfluss von ultraviolettem Licht verursacht Grauen Star – ebenso wie Mangelernährung (*weshalb z.B. in Indien circa 40 Millionen Menschen am Grauen Star leiden*). Und schließlich gibt es noch einen Alterskatarakt, der durch Diabetes mellitus verursacht wird oder seinen Ursprung in den erblichen Anlagen hat.

Was tun?

Gehen Sie schnell zum Augenarzt, wenn Ihr Augenlicht beeinträchtigt ist: Sollte er feststellen, dass Sie an einer Linsentrübung leiden, könnte man die Linse operativ austauschen. Das geschieht unter örtlicher Betäubung mit relativ geringem Risiko. Die eingetrübte Linse wird entfernt und durch eine künstliche ersetzt. Die implantierte Linse hält „ein Menschenleben lang" und muss nicht mehr ersetzt werden. Nur in seltenen Fällen müssen Betroffene eine Brille tragen.

So können Sie zusätzlich vorbeugen:

1. Vermeiden Sie zu viel Kontakt mit UV- Licht! Bei strahlendem Sonnenschein immer eine Sonnenbrille tragen!
2. Auch Diabetiker können durch die exakte Einstellung der Insulingabe ein Fortschreiten des Grauen Stars verhindern. Deshalb sollten Sie bei ersten Anzeichen sofort zum Augenarzt gehen.

Olivenöl hilft!

Olivenöl kann ein Augenleiden niemals beseitigen. Es kann jedoch die ärztliche Therapie stark unterstützen.

Innere Anwendung

Die hochgesunden Inhaltstoffe des Olivenöls pflegen die Blutgefäße rund um die Augen, verdünnen das Blut und sorgen so für eine verbesserte Durchblutung. Dazu kommt der positive Einfluss auf das Gesamt-Cholesterin: Wenn Sie einen Teelöffel Olivenöl täglich einnehmen, setzen Sie der Krankheit zusätzlich etwas Gesundes entgegen.

Äußerliche Anwendung
Nehmen Sie etwas Olivenöl (*etwa zwei Tropfen*) auf einen Mittelfinger, massieren Sie damit sanft und kreisend die Bereiche um Augen sowie Stirn und Schläfe. Passen Sie auf, dass kein Öl ins Auge läuft. Die Inhaltsstoffe des Olivenöls sorgen bei dieser Massage für eine verbesserte Durchblutung der Hautbereiche und aktivieren zusätzlich Energiebahnen (*ähnlich wie bei der Akupunktur*) rund um die Augen.

Grippe

Beschreibung:
Die Grippe – auch Influenza – ist die häufigste Erkrankung der Atemwege und mit einer normalen Erkältung nicht zu vergleichen.
Die Ansteckung erfolgt über kleinste Tröpfchen (*deshalb „Tröpfcheninfektion" genannt*) beim Sprechen oder Niesen. Die Symptome sind Fieber, Gelenk- und Muskelschmerzen, Kopf- und Gliederschmerzen, Appetitlosigkeit und starke Müdigkeit mit Schweißausbrüchen.
Eine Grippe ist sehr ernst zu nehmen, denn sie greift den ganzen Organismus an und kann, wenn das Herz-Kreislauf-System zu sehr belastet wird, im schlimmsten Fall zum Tode führen.

Was tun?
Um lebensbedrohliche Komplikationen zu vermeiden, sollten Sie strikte Bettruhe einhalten. Ein Antibiotikum einzunehmen macht anfangs keinen Sinn, da es sich um eine Virusinfektion handelt. Bei Fieber ist es wichtig, dem Körper viel Flüssigkeit zuzuführen. Am besten ist ein Mixgetränk mit Vitaminen, Spurenelementen und Mineralien: Dieser Trunk stärkt das Immunsystem wieder.
Weil das Immunsystem so geschwächt ist, kann auch eine Superinfektion drohen. Davon spricht man, wenn zur Virus-Infektion noch eine bakterielle Infektion kommt. Vor allem ältere Menschen, Kleinkinder und Menschen mit Herzerkrankungen oder Transplantationen sind ge-

fährdet. Sie sollten sich Gedanken über eine Anti-Grippe-Impfung machen.

Wichtig:
Jährlich erkranken in der Zeit zwischen Dezember und Februar Millionen Menschen an Grippe. Versuchen Sie vor dieser Zeit, Ihr Immunsystem zu stärken und den Viren keine Möglichkeit zu geben, sich bei Ihnen einzunisten.

Olivenöl hilft!
Innere Anwendung
Olivenöl ist ein Muss für die Abwehr Ihres Immunsystems und das ist das Wichtigste, was Sie in der kalten Jahreszeit brauchen. Nehmen Sie dreimal täglich einen Teelöffel Olivenöl ein. Damit ziehen Sie gestärkt durch jede Grippe-Front.

Äußerliche Anwendung
Zusätzlich können Sie Olivenöl zur äußerlichen Anwendung mit verschiedenen ätherischen Ölen mischen. Auf 10 ml Olivenöl nehmen Sie 0,5 ml Kiefernadelöl, 0,5 ml Pfefferminz- und 0,5 ml Eukalyptusöl (*tötet Keime ab und lässt Atemwege abschwellen*).

Achten Sie bitte darauf, dass Pfefferminz- und Eukalyptusöl bei Kindern unter zwei Jahren nicht angewendet werden darf.

Grüner Star

Beschreibung:
Unser Augapfel ist eine Kugel, in der ständig ein bestimmter Druck herrschen muss: Nur so bleibt die kugelige Form erhalten. In der Kugel befindet sich „Kammerwasser“. Es filtert Nährstoffe aus der Blutbahn, um damit Hornhaut und Linse zu versorgen. Ist dieser Vorgang gestaut,

entsteht Druck auf die kleinen, lichtempfindlichen Nervenzellen an der Netzhaut.

Folge:
Der Augendruck erhöht sich, die Durchblutung geht zurück. Dadurch kann das Auge irreparabel geschädigt werden. Der Augenarzt spricht vom „Grünen Star“ („*Glaukom*“): Die Nerven im Auge werden langsam, aber sicher zerstört. Das Sichtfeld wird klein und kleiner, bis zur völligen Erblindung.

Was tun?
Ab dem 35. Lebensjahr sollte man vorsorglich alle zwei bis drei Jahre beim Augenarzt den Augendruck kontrollieren lassen. Bei der Diagnose „Grüner Star“ werden Augentropfen verschrieben, die weitere Schäden am Sehnerv verhindern sollen. Halten Sie unbedingt alle folgenden Kontrolltermine beim Augenarzt ein. Er muss überprüfen, ob die Augentropfen richtig wirken.

Achtung! Notfall!
Patienten mit Grünem Star sollten bei starken Kopfschmerzen, Augenschmerzen, Rötung des Auges oder bei Abnahme der Sehfähigkeit schnellstens den Augenarzt aufsuchen. Es könnte ein Glaukom-Anfall (*plötzlicher starker Druck im Augapfel*) sein, der schnellstens behandelt werden muss. Nennen Sie Ihrem Arzt alle Medikamente, die Sie einnehmen. Erblindung droht!

Wichtig:
Lassen Sie regelmäßig Blutdruck und Blutzucker kontrollieren.
Sie können negativen Einfluss auf den Augendruck haben.
Auch hier ist Vorbeugung möglich – mit viel Bewegung an der frischen Luft sowie vernünftiger Ernährung (*statt Fett und Süßigkeiten viel Obst, Gemüse und Salat*).

Olivenöl hilft!
Olivenöl kann Grünen Star nicht besiegen. Aber es verbessert die Durchblutung und wirkt damit auch auf die Augen positiv.

Innere Anwendung:
Verwenden Sie deshalb Olivenöl bei der Zubereitung von Speisen.
Noch besser: Schlucken Sie zusätzlich dreimal täglich einen Teelöffel Olivenöl.

Äußerliche Anwendung
Gönnen Sie Ihren Augen ab und zu eine wohltuende Olivenöl- Massage. Zwei Tropfen auf einen Mittelfinger geben, dann sanft und kreisend die Hautpartien um das Auge massieren.

Aufpassen:
Olivenöl darf nicht ins Auge kommen.

Hämorrhoiden

Beschreibung:
Hämorrhoiden sind eine Art von Bindegewebsschwäche. Es gibt äußerliche Hämorrhoiden – das sind krampfaderähnliche Erweiterungen von Venen im Bereich des Afterschließmuskels. Und es gibt innere Hämorrhoiden, die weitaus häufiger vorkommen: Dabei vergrößert sich ein arterieller Schwellkörper, der am Ende des Mastdarms sitzt. Das Ausdehnen verursacht starke Schmerzen und sollte ärztlich behandelt werden. Manchmal tritt auch Blut im Stuhl auf.
Hämorrhoiden sind ein Problem, unter dem Männer häufiger als Frauen leiden.

Was tun?
Wichtig ist, das Bindegewebe zu unterstützen. Das heißt konkret: jeden

Tag viel trinken und viel Bewegung an der frischen Luft. Wer auf Grund von Hämorrhoiden beim Stuhlgang unter Schmerzen leidet, kann dreimal täglich ein Sitzbad mit Kamille anwenden: Das bietet Entspannung und lindert die Schmerzen. Der Arzt kann Zäpfchen verschreiben, die entzündungshemmend und betäubend wirken.
Stellen Sie nach jedem Stuhlgang fest, ob sich frisches Blut im Stuhl befindet. Dann wird der Arzt in den meisten Fällen eine Darmspiegelung (*Mastdarmspiegelung*) vornehmen, um zu erkennen, ob es sich wirklich um eine Hämorrhoide handelt oder ob etwas anderes hinter den Symptomen steckt. Im fortgeschrittenen Stadium – wenn sich Knötchen in den kleinen Blutgefäßen gebildet haben – ist meistens eine Operation notwendig, bei der die Knötchen verödet oder entfernt werden.

Olivenöl hilft!

Innere Anwendung

Wenn Sie dreimal täglich einen Teelöffel Olivenöl einnehmen, müsste Sie das vor Hämorrhoiden bewahren. Denn Olivenöl reguliert das Cholesterin, senkt das schlechte, blutverdickende LDL-Cholesterin und erhöht gleichzeitig das gute HDL-Cholesterin, welches Fette abbauen hilft. So bleibt das Blut dünnflüssig, und Fette können sich nicht an den Gefäß-Innenwänden ablagern.

Äußerliche Anwendung

Sitzbäder mit Olivenöl sind bei Hämorrhoiden sehr zu empfehlen:
Kochen Sie 100 g Eichenrinde in 4 bis 5 l Wasser 15 bis 20 Minuten lang, gießen es ab und lassen es abkühlen. Dem Sud 5 ml Olivenöl, 5 ml Kamille und 2,5 ml Myrrhenöl zugeben. Täglich 15 bis 30 Minuten lang ein Sitzbad nehmen.
Nach jedem Sitzbad können Sie auch den Bereich des Afters mit etwas Olivenöl einreiben. Das macht den angespannten Bereich geschmeidiger, der Druck verliert sich.

Haarausfall

Beschreibung:
Die Haare gehören zu den so genannten „Anhangsorganen" der Haut. Sie werden über Haarpapillen ernährt. Das sind kleinste Äderchen, die über die Blutbahn in Form von Vitalstoffen, Mineralien, Vitaminen und Spurenelementen Energie tanken und zudem hormonell beeinflusst werden. Lässt die Versorgung nach, verkümmert das Haar und fällt aus. Das ist im Grunde kein Problem, so lange neues, kräftiges Haar nachwächst. Ein täglicher Ausfall von ungefähr 50 bis 100 Haaren ist normal. Wenn aber die Papillen auf Grund einer Mangelversorgung oder auch wegen der genetischen Anlagen zu Grunde gehen, fallen mehr Haare aus, als nachwachsen. Im schlimmsten Fall bekommt der Betroffene eine Glatze.

Was tun?
Bei den ersten Anzeichen von Haarausfall sollte man den Friseur, Apotheker, den Heilpraktiker oder Hausarzt um Rat fragen. Ein leichter Haarausfall kann durch einen Mangel an Mineralien, Vitaminen und Spurenelementen, aber auch durch Stress verursacht werden. Bei stärkerem Haarausfall empfiehlt sich in jedem Fall eine Hormonuntersuchung beim Arzt.
Heutzutage werden viele Produkte angeboten, die Wunder gegen Haarausfall bewirken sollen. Aber sie halten nur selten, was sie versprechen.
Besser und Erfolg versprechender ist ein Gespräch mit dem Arzt, der nach der Ursache für den Haarausfall sucht und eventuell eine gezielte Therapie anbieten kann.

Olivenöl hilft!
Innere Anwendung
Olivenöl hat auf den ganzen Haarbereich einen positiven Einfluss. Flavonoide z.B. wirken blutverdünnend und verbessern so die Durch-

blutung. Das wiederum kräftigt die noch aktiven Haarpapillen und verbessert den Haarwuchs.

Tipp:
Dreimal täglich einen Teelöffel Olivenöl schlucken. Das wird den Haaren gut tun.

Äußerliche Anwendung
Gönnen Sie Ihren Haaren ab und zu eine Olivenöl-Kur. Diese Kur ist gut für die Haarwurzeln und unterstützt ihre Regeneration. Mischen Sie 10 ml Olivenöl mit 1 ml Klettenwurzelöl oder 0,5 ml Erdnussöl. Die Öle erhalten Sie in der Apotheke. Diese Mischung dreimal wöchentlich als Haarkur anwenden: Massieren Sie dazu eine Handvoll der Mischung in Haare und Kopfhaut ein, lassen das Ganze ungefähr zehn Minuten einwirken und spülen Sie es anschließend mit warmen Wasser aus. Waschen Sie nun Ihre Haare mit Ihrem normalen Shampoo nach.

Halsschmerzen

Beschreibung:
Die meisten Erkältungen werden über den Mund- und Rachenraum in den Organismus eingeschleust. Gelegenheiten, infizierte Luft einzuatmen, gibt es genug. Man muss nur anderen infizierten Menschen begegnen, an ihnen vorbei laufen, mit ihnen reden, ihnen die Hände schütteln. Manchmal reicht es schon aus, einen Gegenstand anzufassen, der vorher von einem erkälteten Menschen berührt wurde (*Gläser, Türgriffe oder ähnliches*) und schon erwischt es einen. Halsschmerz ist eine Entzündung des Rachenraums. Oftmals treten gleichzeitig Symptome wie Schluckbeschwerden auf, deren Ursache eine virale oder bakterielle Infektion sein kann.

Was tun?
Suchen Sie einen Arzt auf: Bei einer Infektion (*verursacht durch Bakterien oder Viren*) wird er Ihnen in der Regel entzündungshemmende Medikamente oder Antibiotika (*bei Bakterien*) verschreiben.
Bei einer „kleinen“ Erkältung reicht auch der Besuch bei einem Apotheker: Er wird Ihnen ein hochwirksames Mittel empfehlen.

Olivenöl hilft!
Innere Anwendung
1. Ölkauen:
Verwenden Sie nur hochwertiges, kalt gepresstes Olivenöl. Sie nehmen einen Teelöffel Olivenöl und beginnen die Mundspülung morgens vor dem Zähneputzen. Kauen und schlürfen Sie das Öl 15 bis 20 Minuten lang. Es bindet Krankheitserreger und wirkt antibakteriell. Wenn das Öl nach ungefähr 15 Minuten dünner wird, können Sie es ausspucken. Putzen Sie danach Ihre Zähne mit normaler Zahnpasta. In der Volksheilkunde ist Ölkauen oder Ölschlürfen als sehr wirksam bekannt. Es ist absolut gefahrlos und für Ihr Immunsystem eine günstige Kur. Die Dauer dieser Kur sollte ungefähr drei Wochen betragen.
Die Erklärung für die heilende Wirkung: Olivenöl bindet Bakterien und andere Krankheitserreger. Das Kauen und Schlürfen regt nicht nur die Durchblutung der Schleimhaut und der Mandeln an, sondern auch unser lymphatisches System (*der Abwehrbereich für das Immunsystem*). Dieser Prozess in der Mundhöhle wirkt sich auf den ganzen Organismus positiv aus und bedeutet eine Entschlackung für den ganzen Körper.

2. Olivenöl einnehmen:
Mischen Sie auf einem Teelöffel Olivenöl mit etwas Zucker oder Honig. Nehmen Sie diese Mischung dreimal täglich ein. Das ist eine ausgezeichnete Alternative zum Hustensaft. Das Olivenöl kleidet den Halsbereich mit einem Schutzfilm aus und verschafft so deutliche Linderung.

Äußerliche Anwendung
Nehmen Sie ein Blatt Küchenrolle und tränken es mit Olivenöl. Legen Sie das Blatt um den Hals und decken es mit einem trockenen Handtuch ab. Diese Ölpackung sollte über Nacht einwirken. Schon am nächsten Tag wird es Ihnen deutlich besser gehen. Sie sollten diesen Vorgang an ein paar aufeinander folgenden Tagen wiederholen. Zeigen sich bei einem empfindlichen Hauttyp leichte Hautreizungen, so kann man das Olivenöl mit etwas Wasser verdünnen.

Hautkrankheiten

Beschreibung:
Die Haut ist eine dehnbare Hülle über unserem Körper und dient als Schutz und Atemorgan. Gleichzeitig ist die Haut wichtig für den Wasserhaushalt und die Wärmeregulation. Die Haut dient als größtes Sinnesorgan, das Temperaturen (*Hitze und Kälte*), Schmerz und Druck wahrnimmt. Aber auch wichtige Entgiftungsaufgaben hat sie zu leisten. Die Haut teilt sich in verschiedene Schichten auf. Ein Säureschutzmantel sorgt dafür, dass sich Bakterien, Pilze und Viren schlecht vermehren können. Beim gesunden Menschen liegt der pH-Wert der Haut zwischen 4 und 6,5. Wenn man sich mit Seife wäscht, wird der Schutzmantel gestört. Der pH-Wert steigt auf etwa 9 an. Die Haut stellt jedoch normalerweise den normalen pH-Wert wieder her.
Das dauert je nach Hauttyp bis zu drei Stunden. Diese Möglichkeit der Selbstregulation des Säureschutzmantels ist bei Kindern stark vermindert. Deshalb ist bei Kleinkindern eine bewusste Körperpflege sehr wichtig.

In der heutigen Zeit kommen viele Hauterkrankungen vor.
Dazu gehören:
· Akne
· Neurodermitis
· Schuppenflechte
· oder Ekzeme

Diese Erkrankungen können innere Ursachen haben wie z.B.:
· Alter
· Hormonspiegel
· Vererbung
· Ernährung
· Allergien
· und natürlich äußere Einflüsse (*z.B. Wetter, Umwelt, Chemikalien, Medikamente und Kosmetika*)

Was tun?
Eine junge und frische Haut ist in der heutigen Gesellschaft ein Schönheitsideal. Wichtig ist die ideale Pflege der Haut. Je nach Hauttyp oder Erkrankung kann die Pflege variieren. Lassen Sie sich von einem Hautarzt oder Apotheker über die geeignete Pflege für Ihren Hauttyp beraten.

Unterstützen Sie Ihre Haut:
· ernähren Sie sich ausgewogen (*wenig Fett, viel Vitamine und Mineralien*)
· lüften Sie Ihre Räumlichkeiten (*zu Hause und am Arbeitsplatz*)
· sorgen Sie dafür, dass Ihre Haut nicht zu stark austrocknet (*Klimaanlagen und Heizungsluft können Gift für unsere Haut sein*)

Hauterkrankungen können darüber hinaus immer auch ein Spiegelbild innerer Erkrankungen sein (*z.B. wenn Organe auf Grund falscher oder schlechter Ernährung nur noch eingeschränkt funktionieren*). Dann wird der Körper nicht mehr richtig entgiftet, was schnell als Erkrankung der Haut sichtbar wird.

Hier zeigt sich häufig ein Dilemma unserer Schulmedizin:
Der Arzt kuriert zunächst am Symptom (*z.B. verschreibt er Salben bei der Hauterkrankung*). Die eigentliche Ursache geht er aber damit nicht an. Der Patient sollte darauf achten, dass der Arzt auch nach inneren Fehlfunktionen, z.B. im Verdauungsbereich, sucht.

Olivenöl hilft!

Innere Anwendung

Hochwertiges Olivenöl tut der Haut innerlich und äußerlich gut. Dreimal täglich ein Teelöffel sorgt für eine gute Verdauung und somit für eine Entlastung des Entgiftungsorgans Haut.

Bei Säuglingen und Kindern ist Olivenöl uneingeschränkt sehr zu empfehlen, da es sich innerlich positiv auf das Knochenwachstum auswirkt. Olivenöl ist das einzige Öl, das der Muttermilch hinsichtlich der ungesättigten Fettsäuren am nächsten kommt. Geben Sie Ihrem Kind ruhig einen Teelöffel Olivenöl zusätzlich. Um den Geschmack des Öles zu verbessern, können Sie etwas Zucker oder Honig unterrühren.

Äußerliche Anwendung

Äußerlich können Sie Olivenöl jederzeit zur Hautpflege benutzen. Es wirkt beruhigend und pflegend. Allergiker sollten zur Probe etwas Olivenöl in ihre Armbeuge reiben: Nach einigen Minuten wissen sie, ob sie das Öl vertragen.

Herpes

Beschreibung:

Herpes simplex (Fieberbläschen)

Ein einmaliger Kontakt mit einer erkrankten Person genügt, um sich anzustecken. Nach der ersten Ansteckung bleibt der Krankheitserreger im Körper, reagiert aber nicht. Deshalb ist davon auszugehen, dass wir alle das Herpes-simplex-Virus in uns haben. Oft genügt dann nur ein kleiner Anstoß in Form von Stress, hormonellem Einfluss wie z.B. die Menstruation, starke Sonneneinstrahlung oder Trinken aus einem verschmutztem Glas. Dadurch wird die Immunabwehr leicht geschwächt und das Virus kann aktiv werden.

Innerhalb weniger Stunden zeigen sich Fieberbläschen an den Lippen, den Wangen oder den Geschlechtsteilen. Sie sind mit einer klaren Flüssigkeit gefüllt und brennen. Die Haut spannt und juckt. Nach einiger Zeit öffnen sich die Bläschen und beginnen gelblich zu verkrusten. Gleichzeitig kann Fieber auftreten, die Lymphknoten schwellen an. Diese Beschwerden sind in der Regel nach ungefähr zehn Tagen wieder verschwunden.

Herpes Zoster (Gürtelrose)
Bei dieser Infektion, die durch Viren entsteht, sind Nerven und Haut betroffen. Erreger ist das Herpes Varizellen Virus. Der Erstkontakt erfolgt meistens in der Kindheit durch die Windpocken-Infektion. Nach deren äußerlichem Abklingen kann das Virus über Jahrzehnte in bestimmten Bereichen des Nervensystems überleben, ohne dass Krankheitsanzeichen wie Fieber oder Hautbläschen auftreten. Das Virus schläft. Wird die Immunabwehr aber durch bestimmte Einflüsse wie etwa Stress geschwächt, wird das Virus geweckt und beginnt an den Nervenfasern zu randalieren. Bei der Gürtelrose tritt zuerst eine leichte Hautrötung mit Hautbrennen auf. Dann bilden sich Hautbläschen am Rumpf oder im Gesicht, die sehr schmerzhaft sind.
Denn das Herpesvirus zeigt sich nicht nur oberflächlich auf der Haut, sondern setzt sich an sensiblen Nervenfasern fest und verursacht sehr starke Nervenschmerzen.
Bei rascher Behandlung besteht die Chance, einen aggressiven Ausbruch innerhalb von vier Wochen völlig abheilen zu lassen.

Was tun?
Bei Erkennen der ersten Anzeichen (*unerklärliches Brennen auf der Haut*) sollten Sie sofort zum Arzt gehen oder sich bei einem Apotheker beraten lassen.

Herpes Zoster (Gürtelrose)
Der Arzt wird Ihnen ein Medikament verschreiben, das gegen das Virus wirkt. Vielleicht wird er auch eine medikamentöse Behandlung ansetzen, um das Immunsystem zu stärken. Vitamin B-Spritzen können die

Behandlung unterstützen: Sie beruhigen die befallenen Nervenbahnen. Um die Bildung von Narben zu verhindern, ist eine sehr schnelle Behandlung zu empfehlen.

Herpes simplex (Fieberbläschen)
Es werden abheilende Wundsalben verschrieben, die das Wachstum der Viren hemmen. Die Haut beruhigt sich und heilt innerhalb von gut zehn Tagen ab. Es bleiben keine Narben zurück.

Wichtig in der Zeit der Infektion:
Es besteht Ansteckungsgefahr! Deshalb sollten Sie niemanden küssen, nicht aus dem gleichen Glas wie andere Personen trinken und nicht mit demselben Besteck essen.

Olivenöl hilft!
Äußerliche Anwendung
Nehmen Sie sterile Kompressen und tränken Sie diese mit etwas Olivenöl. Tupfen Sie nun die Bläschen dreimal täglich mit der getränkten Kompresse ab. Olivenöl wirkt desinfizierend, die gereizten Hautstellen können sich beruhigen und abheilen. Die Wirkung erhöhen Sie, indem Sie das Olivenöl mit anderen ätherischen Ölen mischen: Geben Sie auf 10 ml Olivenöl 1 ml Echinacin, 1 ml Zinkum oxydatum und 0,5 ml Purpursonnenhut (*den Sie wie Tee abkochen müssen*).

Herz-Kreislauf-Erkrankungen

Beschreibung:
Das Herz ist ein Muskel, der das Blut in unseren Körper pumpt und den Kreislauf antreibt. Es wiegt zwischen 350 und 450 Gramm. Bei 70 Schlägen in der Minute pumpt das Herz etwa fünf Liter Blut durch den Körper, um selbst die letzte und kleinste Zelle mit frischem Sauerstoff zu versorgen.

Frischer Sauerstoff gelangt beim Atmen in unseren Körper. In der Lunge vollzieht sich der Gasaustausch: Das „verbrauchte", sauerstoffarme Blut wird mit frischem Sauerstoff angereichert. Das Herz selbst braucht übrigens für seine unermüdliche Tätigkeit überdurchschnittlich viel Sauerstoff (*circa 250 Milliliter sauerstoffreiches Blut pro Minute).* Ansonsten könnte es seine lebenswichtig Leistung nicht erbringen: Der Motor unseres Körpers würde anfangen zu stottern.

Durch falsche Ernährung (*z.B. durch zu viel falsche Fette, zu wenig Vitamine, Mineralstoffe, Spurenelemente*) oder durch zu wenig Bewegung können unsere Blutgefäße in einem langsamen Prozess verkalken. Dann muss das Herz mehr Pumpleistung erbringen, um sauerstoffreiches Blut durch den Kreislauf zu schicken. Bluthochdruck ist oft die Folge. Das ermüdet das Herz auf Dauer, seine Leistung lässt nach. Herzschwäche droht.

Was tun?
Lassen Sie bei ersten Anzeichen von Leistungsminderung, Schwindel, Herzenge und Wasseransammlung in den Beinen Ihr Herz-Kreislauf-System von einem Arzt untersuchen. Falls erforderlich wird er die passenden Medikamente verordnen. Bei einer absoluten Ermüdung des Herzens ist als letzter Schritt eine Transplantation erforderlich.

Olivenöl hilft!
Olivenöl wirkt sich sehr positiv auf das gesamte Herz-Kreislauf-System aus. In der Olive befinden sich verschiedene Vitamine, Enzyme und einfach ungesättigte Fettsäuren, die den Cholesterinwert regulieren und einer Verkalkung der Gefäßinnenwände vorbeugen.

Innere Anwendung
Nehmen Sie dreimal täglich einen Teelöffel Olivenöl. Die Inhaltsstoffe werden überwiegend über den Dünndarm aufgenommen und gelangen dann über den Blutkreislauf in selbst die kleinsten Blutgefäße unseres Körpers. Das Herzinfarktrisiko wird deutlich reduziert.

Herzenge (*Angina Pectoris*)

Beschreibung:
Der Motor des menschlichen Körpers ist das Herz. Ein Motor braucht Sprit, unser Herz braucht sauerstoffreiches Blut. Die Versorgung geschieht durch zwei Leitungen, die so genannten Koronararterien. Wenn diese Blutgefäße durch Ablagerungen verengt sind, bekommt der Herzmuskel zu wenig sauerstoffreiches Blut. Als Folge fängt der Motor an zu stottern und der Mensch leidet unter krampfartigen Beschwerden in der Brust. Diese treten meistens nur zeitweise auf, bedeuten aber trotzdem größte Gefahr. Wenn die Koronargefäße sich weiter verengen, droht ein Herzinfarkt!

Was tun?
Gehen Sie bei ersten Anzeichen sofort zum Arzt!
Er wird ein EKG machen und abklären, ob eine Verengung vorliegt. Im günstigsten Fall wird Nitrospray verordnet, das krampflösend wirkt und die Blutgefäße weitet. Ansonsten wird der Arzt mit einer Herzkatheder-Untersuchung die Herzkranzgefäße weiten.

Olivenöl hilft!
Angina Pectoris ist eine typische Folge von Arterienverkalkung.
Olivenöl wirkt diesem Prozess entgegen: Es senkt das schlechte LDL-Cholesterin, welches das Blut verfettet und unterstützt das gute HDL-Cholesterin, das für die Fettregulierung im Blut zuständig ist.
Damit wird eine verbesserte Sauerstoffversorgung in der Herzmuskulatur gewährleistet. Der Herzmuskel kann wieder voller Energie die geforderte Leistung erbringen.

Innere Anwendung
Binden Sie Olivenöl in Ihre tägliche Ernährung mit ein.

Herzinfarkt

Beschreibung:
Das Herz ist ein faustgroßes Organ und liegt links in unserem Brustkorb. Es sorgt dafür, dass sauerstoffreiches Blut durch unseren Körper gepumpt wird. Bei einer durchschnittlichen Lebenszeit von 70 Jahren schlägt das Herz 2,5 Milliarden mal. Mit jedem Herzschlag werden 90 ml Blut in den Körper befördert. Pro Tag sind es 7.000 Liter. Das ist eine beachtliche Leistung des wichtigsten Muskels unseres Körpers. Wird dieser Herzmuskel unzureichend oder zu wenig über zwei dieser Leitungen (*Koronargefäße*) mit sauerstoffreichem Blut versorgt, droht Lebensgefahr! Es können sich Herzstiche oder Herzschmerzen zeigen, auch Kurzatmigkeit, kalter Schweiß, Luftnot und Übelkeit.

Was tun?
Rufen Sie bei den ersten Anzeichen eines Herzinfarkts sofort den Arzt oder Notarzt (*Notruf 112*). Die Hälfte der Todesfälle tritt in den ersten vier Stunden nach Einsetzen der Warnsignale ein. Wichtig bis zum Eintreffen des Arztes: Versuchen Sie, aufrecht zu sitzen, so dass der überforderte Herzmuskel entlastet wird (*beim Liegen bekommt das Herz noch mehr Blut, was in diesem Fall nicht gut ist*). Öffnen Sie den Kragen und lösen Sie den Gürtel. So erleichtern Sie die Atmung. Verliert ein Herzinfarkt-Patient das Bewusstsein, sind Wiederbelebungs-Maßnahmen notwendig: Je schneller er behandelt wird, umso größer ist die Überlebenschance und umso geringer ist das Risiko bleibender Schäden.
Um in Zukunft die Gefahr eines neuen Herzinfarkts zu vermeiden, sollten Sie Ihr Kreislaufsystem stabilisieren. Treiben Sie Sport unter Anleitung, gehen Sie in Ruhe an der frischen Luft spazieren, stellen Sie Ihre Ernährung um. Essen Sie Obst, Gemüse und Salate, die reich an Vitaminen, Mineralien und Spurenelementen sind. Ernähren Sie sich nach der mediterranen Küche: Mittelmeer-Bewohner leiden weitaus seltener an Herzerkrankungen als die Menschen hierzulande.

Olivenöl hilft!
Einfach ungesättigte Fettsäuren, die im Olivenöl enthalten sind, senken das schlechte LDL-Cholesterin (*die das Blut verfetten*) und steigern das gute HDL-Cholesterin (*die das Cholesterin zur Leber abtransportieren und dort abbauen*). Auch die Vitamine des Olivenöls setzen sich positiv gegen die Ablagerungen in den Gefäßwänden ein.

Innere Anwendung
Beugen Sie vor! Zusätzlich zu den Mahlzeiten sollten Sie dreimal täglich einen Teelöffel Olivenöl einnehmen. Das wirkt einem Altern der Gefäßinnenwände entgegen und schützt vor einem (*neuen*) Herzinfarkt.

Herzprobleme

Beschreibung:
Probleme mit dem Herzen machen den Menschen Angst. Ernst zu nehmende Symptome sind Herzstiche: Sie können Folge einer gestörten Herzdurchblutung sein, können ihre Ursache aber auch in psychischer Anspannung oder einer blockierten Bandscheibe im Brustwirbelbereich haben.

Was tun?
Gehen Sie bei den ersten Symptomen sofort zum Arzt! Sollte sich herausstellen, dass eine Verkalkung der zwei Herzarterien die Ursache ist, werden in der Regel Medikamente verschrieben. Im fortgeschrittenen Stadium kann auch das Weiten der Herzgefäße notwendig sein.
Dies geschieht mit einem Herzkatheter. Dabei führt der Arzt einen dünnen, biegsamen Kunststoffschlauch über eine Vene in der Leiste ein und schiebt ihn bis zum Herzen durch. Mit Hilfe eines Röntgenverfahrens (*mit Kontrastmittel*) kann er einzelne kleine Blutgefäße des Herzens sichtbar machen und so die Herzmuskelkraft erkennen.

Diese Methode nennt man Rechtherz-Katheter. Daneben gibt es die Untersuchung mit dem Linksherz-Katheter. Dabei wird der Schlauch über eine Arterie eingeführt.

Wichtig:
Wird die Herzmuskulatur längere Zeit vermindert durchblutet, droht ein Herzinfarkt. Lebensgefahr!

Ursache für diesen Zustand kann ein über Jahre erhöhter Blutfettspiegel (*z.B. zu hohe Cholesterinwerte*) sein, der sich zusätzlich negativ auf das Herz-Kreislaufsystem auswirkt. Sprechen Sie mit Ihrem Arzt darüber und versuchen Sie, Ihre Ernährung umzustellen.
Verzichten Sie auf fette Speisen, essen Sie mehr Obst, Gemüse und Salat. Ernähren Sie sich am besten nach der mediterranen Küche: Mittelmeer-Bewohner leiden kaum an Herzerkrankungen. Treiben Sie außerdem unter Anleitung Sport und machen Sie Spaziergänge an der frischen Luft.

Olivenöl hilft!
Innere Anwendung
Nehmen Sie dreimal täglich einen Teelöffel Olivenöl ein, um das gesamte Herz-Kreislauf-System zu unterstützen. Verwenden Sie Olivenöl bei der Zubereitung Ihrer Speisen. Olivenöl senkt das schlechte LDL-Cholesterin (*das die Fette im Blut erhöht*) und erhöht gleichzeitig das gute HDL-Cholesterin (*das die Fette in die Leber abtransportiert und dort abbaut*).
Positiven Einfluss auf das Herz hat auch Tee aus Olivenblättern:
Zwei Teelöffel Olivenblätter werden mit einem Viertel Liter kochendem Wasser aufgegossen, zehn Minuten ziehen gelassen und über den Tag verteilt getrunken.

Herzrhythmusstörung

Beschreibung:
Unser Herz schlägt normalerweise in einem vorgegebenen Rhythmus, nämlich 60- bis 80-mal pro Minute. Dieser rhythmische Impuls wird in einem bestimmten Bereich der Herzmuskulatur ausgelöst (*Sinusrhythmus*). Das ist der natürliche Schrittmacher des Herzens. Bei körperlicher oder psychischer Belastung steigt der Puls und in der Ruhephase sinkt er wieder auf Normal-Frequenz.
Schlägt das Herz nicht in seiner normalen Frequenz, spricht man von einer Herzrhythmusstörung. Fünf Prozent aller über 60-Jährigen leiden darunter.

Die Beschwerden können sich auf verschiedene Weise bemerkbar machen:
· der Puls schlägt unnormal schnell oder unregelmäßig
· die Betroffenen trinken nachts kurz vor dem Schlafengehen Wasser oder andere alkoholfreie Getränke und können dann nicht einschlafen, weil das Herz so stark klopft
· sie schwitzen nachts stark
· sie wachen nachts plötzlich ohne Grund auf und haben das Gefühl, nicht mehr einschlafen zu können
· das Einschlafen auf der linken Seite verursacht Herzbeschwerden
· sie müssen ständig ohne Grund husten
· sie leiden unter Luftnot, ohne sich angestrengt zu haben
· nach körperlicher Anstrengung verschlechtert sich Ihr Allgemeinbefinden

Was tun?
Wenn nur eins dieser Symptome auf Sie zutrifft, sollten Sie schnellstmöglich einen Arzt aufsuchen. Herzrhythmus-Störungen können lebensbedrohlich sein! Diagnoseverfahren wie Langzeit- oder Belastungs-EKG verraten dem Arzt die Ursache Ihrer Beschwerden.

Sollten Sie unter Herzrhythmusstörungen leiden, wird der Arzt Sie wahrscheinlich zunächst gezielt mit Medikamenten behandeln, die Blutgefäße erweitern, entwässern und damit insgesamt das Herz kräftigen.
Im fortgeschrittenen Stadium, wenn der Herzmuskel zu sehr geschwächt ist, kann der Facharzt (*Kardiologe*) auch den operativen Einsatz eines künstlichen Schrittmachers für notwendig erachten: Das ist ein Miniaturgerät, das in die rechte Herzkammer oder in den rechten Vorhof eingepflanzt wird und als Impulsgeber dient, damit das Herz regelmäßig schlägt.

Sie können den Herzrhythmusstörungen vorbeugen:
· essen Sie fettarme Mischkost, viel Gemüse, Salate (*reich an Vitaminen*) und Fisch (*reich an Eiweiß*)
· treiben Sie regelmäßig Sport (*am besten unter Anleitung*)
· bewegen Sie sich viel an der frischen Luft
· und halten Sie einen geregelten Arbeitsrhythmus ein

All das wird Ihnen gut tun und bei Problemen mit dem Herzen helfen.

Olivenöl hilft!
Innere Anwendung
Wenn Sie – wegen ungesunder Ernährung, zu wenig Bewegung oder stressiger Arbeit – ein Kandidat für Herzrhythmusstörungen sind, sollten Sie regelmäßig, am besten täglich, ein Schnapsglas mit Olivenöl trinken. Damit verbessern Sie die Durchblutung und verringern so die Gefahr, dass Ihr Herzschlag aus dem Rhythmus gerät.

Heuschnupfen

Beschreibung:
Heuschnupfen, eine Überempfindlichkeit des Immunsystems auf einen

Pollenreiz, verrät sich durch verschiedene, immer wieder kehrende Faktoren:

- die Beschwerden kommen jedes Jahr wieder
- sie treten während einer bestimmten Jahreszeit auf
- bei windigem, schönem und warmem Wetter nehmen die Beschwerden zu
- die Beschwerden lassen bei Regen und Kälte nach
- Allergiker klagen über Schnupfen, Luftnot, Augentränen (*mit Rötung*), Nies-Attacken (*mit Anschwellung der Schleimhäute in der Nase, was zu Luftnot führt*), Hautjucken, Halskratzen, Kopfschmerzen, Müdigkeit, Erschöpfung.

Je nach Region und Land gibt es Unterschiede. In Mitteleuropa (*also auch in Deutschland*) wird Heuschnupfen von Frühblütlern, Gräserpollen und Getreidepollen ausgelöst.:

- **Frühjahrspollen** (*zwischen Januar und April*) stammen von Bäumen (*Hasel, Erle, Birke, Esche, Weide und Warzenbirke*)
- **Frühsommerpollen** (*von Mai bis Juli*) sind Gräserpollen (*Rispengras, Wiesenhafer, Schilf, Flughafer*) sowie Getreidepollen (*Gerste, Hafer, Mais, Roggen und Weizen*)
- **Spätsommerpollen** (*Juli und August*) finden sich im Beifuss.

Was tun?

Der Allergieauslöser sollte bekannt sein. Notieren Sie deshalb alle Beobachtungen, die Sie als Ursache für Ihre allergischen Reaktionen gemacht haben und sprechen Sie mit Ihrem Arzt darüber. Der Arzt kann auch einen Pricktest durchführen. Dabei werden Allergene auf die Innenseite der Unterarme oder auf den Rücken getropft. Die Haut wird dann mit einer kleinen Lanzette angeritzt. Sieht man nach 20 Minuten auf der Haut eine Quaddel (*Blase*), ist das eine allergische Reaktion!

Eine Alternative zum Pricktest ist ein Bluttest (*RAST-Test*). Anstatt den Reiz über die Haut zuzuführen, wird Blut abgenommen. Da der Körper

bei einer Fehlinformation des Immunsystems einen Kampf gegen das Allergen führt, wird vom Körper ein „Kampfstoff“ aus körpereigenen Chemikalien produziert, die so genannten Antikörper.
Diese können bei einer Allergie im Blut nachgewiesen werden.

Eine weitere Alternative ist die Testung über die Elektroakupunktur nach Voll (*EAV*). Hierbei wird der elektromagnetische Widerstand der Energiebahnen (*Meridiane*) im Körper gemessen. Störungen, Belastungen oder Behinderungen im Energiefluss von Organen werden schnell erfasst und geben Aufschluss über den Körper und seine Bereitschaft zur Allergie.

In akuten Fällen verschreibt der Arzt Antihistaminika.

Erklärung:
Bei einer allergischen Reaktion, ausgelöst z.B. durch Pollen, ziehen sich kleinste Muskelgruppen im Bereich der Bronchien zusammen. Die Ausatmung erschwert sich, die Schleimhäute produzieren mehr Schleim.
Ein Antihistaminikum unterbindet diesen Prozess, die Bronchien entspannen sich, der Patient bekommt wieder besser Luft und die Schleimhäute schwellen ab. Insgesamt wird die Bereitschaft des Körpers zu allergischen Reaktionen gedrosselt.

Tritt durch einen Pollenreiz regelrecht Luftnot auf, muss umgehend ein Arzt aufgesucht werden: Lebensgefahr droht!

Um eine Allergie langfristig in den Griff zu bekommen, werden heute viele Therapiemöglichkeiten angeboten wie z.B.:
· Eigenblutbehandlung
· Desensibilisierung/ Hypersensibilisierung (*spezielle Immuntherapie*)
· Akupunktur

· Homöopathie
· Sauerstofftherapie
· und Bioresonanztherapie.

Immer aber gilt:
Allergiker sollten versuchen, die ihnen bekannten Reize zu vermeiden. Allergien werden im Laufe der Jahre schlimmer.
Eine frühzeitige Behandlung ist wichtig, um das Immunsystem wieder zu stabilisieren.

Noch ein Tipp für Allergiker:
Waschen Sie sich abends vor dem Schlafengehen noch einmal die Haare. Das spült die Pollen weg, die sich dort im Laufe des Tages angesammelt haben. Und Sie können in der Nacht – natürlich bei geschlossenem Fenster – besser durchschlafen.

Olivenöl hilft!
Innere Anwendung
Jeden Tag ein Schnapsglas Olivenöl trinken. Das wird Ihnen ein langfristiges Wohlsein ohne Niesen, Schnupfen und fließende Nase bescheren. Olivenöl ist sicherlich nicht in der Lage, einen akuten Heuschnupfenanfall zu stillen. Aber bei langfristiger Einnahme kann Olivenöl das gesamte Immunsystem regulieren und so eine Überempfindlichkeit auf Pollen reduzieren.

Achtung:
Es besteht bei Allergikern angesichts der Schwächung des Organismus und des Immunsystems die Gefahr, auf bestimmte Lebensmittel mit einer Unverträglichkeit zu reagieren. Deshalb vor der Einnahme von Olivenöl einen kleinen Test durchführen:
Reiben Sie zwei Tropfen Olivenöl in Ihre Armbeuge ein. Bildet sich nach einigen Minuten eine Quaddel, Pustel oder erscheint eine Rötung, reagiert Ihr Körper auf Olivenöl allergisch. Ist nichts zu sehen, sollten

Sie Ihren Körper langsam an das Olivenöl gewöhnen und es in immer großzügigeren Dosierungen bei den Mahlzeiten verwenden.

Hexenschuss

Beschreibung:
Es handelt sich um einen plötzlich einsetzenden Schmerz im Bereich der Lendenwirbelsäule (*untere Rückenpartie*). Die Schmerzen können dort auftreten oder auch bis zum Brustkorb ausstrahlen. Die Bewegungsfähigkeit ist in den meisten Fällen extrem eingeschränkt. Man hat gerade noch etwas anheben wollen (*z.B. einen Tisch*) – jetzt kommt man nicht mehr in die aufrechte Position. Reflexartig wird eine Schonhaltung eingenommen. Die geringste Bewegung kann zu weiteren Schmerzen führen. Die Rückenmuskulatur kann sich durch die verkrampfte Schonhaltung immer mehr verspannen und verhärten. Auch das Sitzen kann dann unerträglich sein.

Was tun?
Versuchen Sie, den Rücken sofort zu entlasten. Legen Sie sich flach auf eine warme Unterlage auf den Boden. Ihre Beine sollten Sie dabei in einem 90-Grad-Winkel auf einen Stuhl oder Sessel hochlegen.
Diese Lage entspannt die Rückenmuskulatur und entlastet die Wirbelsäule.
Sollten die Beschwerden sich nicht bessern, suchen Sie einen Arzt oder Heilpraktiker auf. Der wird entspannende, krampflösende und schmerzlindernde Medikamente spritzen. Eine Besserung tritt dann nach geringer Zeit auf.

Weitere Möglichkeiten sind z.B.:
· Krankengymnastik (*sie stärkt die Rückenmuskulatur*)
· Massagen (*sorgen für Muskelentspannung*)

Alternative Behandlungstherapien:
· Blutegeltherapie (*Blutegel verdünnen das Blut, die Muskulatur entspannt sich)*
· Akupunktur
· und Neuraltherapie

Sollten Beschwerden wie Lähmungsgefühl, Fieber oder Kontrollverlust über Darm und Blase hinzukommen, ist eine ärztliche Betreuung unumgänglich!

Es gibt Menschen, die immer wieder unter diesen plötzlichen Rückenschmerzen leiden. Sie sollten auf ruckartige Bewegungen und auf das Anheben von schweren Lasten verzichten.

Olivenöl hilft!
Äußerliche Anwendung
Reiben Sie Ihren Rücken neben der Wirbelsäule mit Olivenöl viermal täglich ein. Es durchwärmt die Muskulatur und sorgt so für eine Entspannung des gesamten Rückens. Noch besser ist die Wirkung, wenn Sie das Olivenöl mit einem Handfön erwärmen.

Hühnerauge

Beschreibung:
Es handelt sich um eine Druckstelle, die mit der Zeit in tiefere Hautschichten hineinwächst (*verhornt*) und bei Druck (*z.B. beim Laufen*) sehr stark schmerzt. Es gibt verschiedene Arten von Hühneraugen. Sie entstehen durch Druck und Reibung, z.B. wenn ständig die gleichen Schuhe getragen werden.

Was tun?
Gehen Sie zu einem Fußpfleger: Der wird Sie beraten und die betrof-

fene Stelle behandeln. Wechseln Sie oft Ihre Schuhe, um die Druckstelle zu entlasten.
Falls Sie ans Meer in den Urlaub fahren, gehen Sie zweimal täglich barfuß durch den Sand spazieren: Beim gleichmäßigen Abrollen der Füße werden die Druckstellen durch die Reibung mit den Sandkörnern abgerieben. Eine Erleichterung können Sie dann je nach Entwicklung des Hühnerauges schon nach einer Woche erreichen.

Olivenöl hilft!
Äußerliche Anwendung
Reiben Sie die Füße mit Olivenöl dreimal täglich ein: Das vereinfacht das Abtragen der Hornhautschicht. Zudem besteht die Möglichkeit, die Hautstrukturen mit Olivenöl vollständig zu regenerieren. Olivenöl hat auf die Haut eine pflegende, heilende und vitalisierende Wirkung.
Es ist unserem Hautfettgewebe in seiner Zusammensetzung sehr ähnlich und deshalb so gut für den menschlichen Körper.

Husten

Beschreibung:
Husten ist prinzipiell nichts Schlimmes: Er dient der Reinigung der Atemwege. Beim Husten zieht sich das Zwerchfell ruckartig zusammen, und die Restmenge an Luft, die sich noch in den Luftwegen befindet, wird heraus gestoßen. Der Mensch hustet, wenn Schmutz oder Staubpartikel in die Lunge gelangen. Das reizt Immunsystem und leistet einer bakteriellen Infektion Vorschub. Das versucht der Körper reflexartig zu verhindern.

Wenn der Husten jedoch einige Tage andauert oder gar chronisch geworden ist, deutet das meistens auf eine – zum Teil sogar schwere – Erkrankung hin, wie z.B.:
· eine Erkältung oder einen grippalen Infekt

· Herzerkrankungen
· Erkrankungen der Luftwege (*Bronchien, Lunge*),
· Magenerkrankungen
· oder auch Unverträglichkeit an Medikamenten (*ACE-Hemmer*)

Im schlimmsten Fall wird der Husten durch eine Tumorerkrankung in der Lunge verursacht. Deshalb sollte man dieses Symptom niemals leicht nehmen!

Was tun?
Fragen Sie einen Arzt nach der Ursache Ihres Hustens. Er kann verschiedene Untersuchungen machen:
· Blut entnehmen
· einen Allergietest durchführen
· eine Ultraschall-Untersuchung des Herzens
· eine Röntgenaufnahme der Lunge
· eine Untersuchung des Auswurfes
· oder eine Überprüfung der Lungenfunktion vornehmen

Erstes Ziel muss sein, dem Betroffenen eine schnelle Erleichterung zu verschaffen und den Hustenreiz zu stillen. Deshalb ist es bei Rauchern auch so wichtig, das Rauchen einzustellen.
Je nach Ursache werden bestimmte Medikamente verordnet:
· Hustenstiller
· Schleimlöser
· Antibiotika (*gegen eine bakterielle Infektion*)
· oder Antihistaminika (*bei einer Allergie*)

Olivenöl hilft!
Innere Anwendung
Ein altes, aber sehr wirksames Rezept:
Bei Erkältungshusten sollten Sie dreimal täglich einen Teelöffel Olivenöl einnehmen (*je nach Geschmack mit etwas Zucker oder Honig*

vermischen, dann schmeckt es nicht nur Kindern besser). Sie werden feststellen, dass der Husten sehr schnell verschwindet. Das Olivenöl breitet sich wie ein Schutzfilm im Hals aus und sorgt für eine Beruhigung der Atemwege.

Äußerliche Anwendung
Nehmen Sie etwas Olivenöl in die Hand und reiben Sie Brust und Rücken damit ein. Man kann das Olivenöl auch mit ätherischen Ölen vermischen, um die Wirkung zu verstärken: In diesem Fall geben Sie auf 10 ml Olivenöl 0,5 ml Kiefernadelöl, 0,5 ml Pfefferminzöl und 0,5 ml Eukalyptusöl.

Bei Kindern unter zwei Jahren auf Pfefferminz- und Eukalyptusöl verzichten.

Sollten sich bei einem empfindlichen Hauttyp leichte Rötungen zeigen, kann das Olivenöl mit Wasser verdünnt werden.

Zur Inhalation
Zur Inhalation wird eine Kombination aus 10 ml Olivenöl, 0,5 ml Kiefernadelöl und 0, 5 ml Kamille empfohlen.

Insektenstiche

Beschreibung:
Es gibt verschiedene Insekten, die zustechen können (*Mücken, Wespen, Bienen, Stechfliegen*). In den meisten Fällen schwillt die Einstichstelle an, wird rot, juckt und schmerzt. Aber auch eine allergische Reaktion des menschlichen Körpers auf den Insektenstich ist möglich. Dann tritt meistens eine sehr schnelle und starke Rötung auf. Betroffene klagen oft auch über Schwindel, Übelkeit, Erbrechen und Atemstörung.

Was tun?
Bei harmlosen Insektenstichen: Fragen Sie Ihren Apotheker um Rat. Er wird ein beruhigendes Gel empfehlen, das den Insektenstich kühlt und die Haut beruhigt. Bei einem Bienen-, Wespen- oder Hornissenstich ist darauf zu achten, dass zuerst der Stachel mit einer Pinzette entfernt wird. Erst danach die Stelle kühlen, am besten mit Eiswürfeln. Eine beruhigende Wirkung erzielen Sie auch mit einer Zwiebel, einer Zitrone oder mit homöopathischen Mitteln, die Ihnen der Apotheker oder Heilpraktiker nennt.
Bei einem allergischen Anfall auf einen Insektenstich sollten Sie sofort einen Arzt rufen. Es besteht die Gefahr, dass durch einen Schock Herz und Kreislauf versagen. Es droht Lebensgefahr!

Tipp:
Trinken Sie im Sommer nie aus Flaschen, Dosen oder aus Behältern, in die Sie nicht einsehen können. Darin könnte sich ein Insekt aufhalten. Trinken Sie mit einen Strohhalm. So können Sie das Risiko verringern, gestochen zu werden.

Olivenöl hilft!
Olivenöl enthält eine Reihe hochwirksamer Substanzen (*z.B. Vitamin E*), die positiv gegen Entzündungen wirken.

Äußerliche Anwendung
Reiben Sie die Hautstelle mit dem Insektenstich mit etwa 1 ml Olivenöl dreimal täglich ein. Das beruhigt die entstandene Reizung und lässt die Haut abheilen.

Ischiasbeschwerden *(Ischialgie)*

Beschreibung:
Der Schmerz beginnt im Rücken und zieht bis in die Gesäßmuskulatur hinunter. Die Schmerzen sind sehr stark, kaum erträglich. Wenn diese

Symptome auf Sie zutreffen, liegt meistens eine Entzündung des „Ischias"-Nervs vor (*ausgelöst z.B. durch eine Durchblutungsstörung, Vitaminmangel, eine Infektion, Wirbelsäulenveränderung oder die Zuckerkrankheit*).

Was tun?

Der Arzt spritzt ein krampflösendes und entzündungshemmendes Mittel, um die Muskulatur zu entspannen und so den Ischiasnerv zu beruhigen. Wichtig ist ein Entlasten der betroffenen Muskulatur: Legen Sie sich also hin und entlasten Sie den Rücken. Helfen kann auch Akupunktur, Blutegeltherapie, Neuraltherapie usw.

Sprechen Sie Ihren Arzt oder Heilpraktiker auf eine alternative Behandlung an, um eine langfristige Entlastung zu erzielen.

Olivenöl hilft!

Innere Anwendung

Nehmen Sie dreimal täglich einen Teelöffel Olivenöl ein. Dadurch führen Sie dem Körper das wichtige Vitamin E, Mineralien, Spurenelemente und Flavonoide zu, die zu einer Blutverdünnung führen. Dadurch können bestehende Entzündungen (*wie hier bei der Ischialgie*) über das Lymphsystem besser abfließen.

Äußerliche Anwendung

Reiben Sie den betroffenen Bereich dreimal täglich mit Olivenöl ein.

Die hochwirksamen Inhaltsstoffe des Olivenöls regen die Durchblutung an und transportieren so die Entzündung des Nerves besser über das Lymphsystem ab.

Noch besser ist die Wirkung der Massage in Verbindung mit leichtem Zupfen: Dazu etwas Olivenöl auf die Fingerspitzen träufeln und die Haut rund um die Gesäßhälfte leicht nach außen wegzupfen. Die Wirkung können Sie intensivieren, wenn Sie mit einem Haarfön das Olivenöl auf der Haut erwärmen. Seien Sie dabei vorsichtig und halten Sie einen sicheren Abstand, um Verbrennungen zu vermeiden.

Katarrh

Beschreibung:
Beim Katarrh handelt es sich nicht um eine Erkältung, sondern um eine einfache Entzündung der Schleimhäute, die zu vermehrter Schleimabsonderung führt. Diese Absonderungen können wässrig oder schleimig sein.

Was tun?
Um einen Katarrh gut abheilen zu lassen, sollte man auf schleimbildende Produkte (*z.B. Milch, Joghurt, Käse, Butter, Schokolade etc.*) verzichten. Trinken Sie viel Tee: Das wird dazu beitragen, dass der Katarrh sich auflöst.

Olivenöl hilft!
Innere Anwendung
Bei einem Katarrh sollte man drei- bis viermal am Tag einen Teelöffel hochwertiges Olivenöl einnehmen (*eventuell mit etwas Zucker vermischen*).
Das Olivenöl kleidet schützend den Rachenraum aus und mindert so eine Reizung im Rachenbereich.

Äußerliche Anwendung
Reiben Sie mit etwas Olivenöl (*ca.1 ml*) den Hals ein. Decken Sie ihn danach mit einem Handtuch ab, damit sich die Wärme vollständig entfalten kann. Das wird zu einer raschen Heilung führen.

Kehlkopfentzündung

Beschreibung:
Der Kehlkopf trennt die Atemwege von den Speisewegen. Er besteht aus vier Knorpeln (*der größte ist der Adamsapfel*), die man am Hals deutlich ertasten kann. Am Kehlkopf sind die Stimmbänder befestigt:

Wenn diese durch Luftströme in Schwingungen versetzt werden, ist uns die Stimmbildung möglich.
Eine Kehlkopfentzündung wird in den meisten Fällen durch Viren verursacht. Dann schwellen die Schleimhäute im Kehlkopf, vor allem an den Stimmbändern, stark an. Jetzt kann die Atemluft nur noch mit Mühe vorbei, weil zusätzlich zäher Schleim den Weg blockiert. Dies alles verursacht Halsschmerzen und Schluckbeschwerden, zudem starke Heiserkeit und starke Schmerzen beim Sprechen, bis hin zum völligen Versagen der Stimme.

Was tun?
Ihr Arzt wird Medikamente gegen den Husten und die Entzündung verschreiben. Daneben helfen Spaziergänge an der frischen Luft (*binden Sie sich einen Schal um!*) sowie Inhalieren mit Kochsalzlösung dreimal täglich: Dadurch wird die trockene Schleimhaut wieder angefeuchtet. Zuckerfreie Bonbons fördern ebenfalls den Speichelfluss und befeuchten zusätzlich. Verzichten Sie auf Sport, körperliche Anstrengungen und Milch.

Olivenöl hilft!
Innere Anwendung
Nehmen Sie dreimal täglich Olivenöl. Für den besseren Geschmack können Sie ruhig etwas Zucker oder Honig untermischen. Inhaltstoffe wie Vitamin E wirken auf das gesamte Immunsystem positiv. Hinzu kommt, dass Olivenöl Krankheitserreger bindet und antibakteriell wirkt. Zusätzlich kleidet das Öl den gesamten Rachenraum mit einem Schutzfilm aus, der beruhigend und pflegend wirkt.

Äußerliche Anwendung
Nehmen Sie ein dickes Blatt Küchenrolle und tränken es mit Olivenöl. Legen Sie es um den Hals und decken es mit einem trockenen Handtuch ab. Lassen Sie diese Ölpackung über Nacht einwirken. Am nächsten Tag sollte es Ihnen deutlich besser gehen. Sie können diese Öl-Kur

selbstverständlich an ein paar aufeinander folgenden Tagen wiederholen.

Knochenerkrankung

Beschreibung:
Das menschliche Skelett besteht aus mehr als 200 Knochen. Sie bestehen zum Teil aus einem harten, steinähnlichen Material (*Kalzium*), das für Festigkeit sorgt. Ohne Knochen wäre ein aufrechter Gang kaum möglich. Die Knochen schützen außerdem die meisten inneren Organe vor schädigenden Einflüssen (*z.B. Stöße, Schläge etc.*).
Auch Knochen können krank werden. Bei der Osteoporose z.B. schwindet das Knochengewebe. Der Knochen wird instabil, kann schmerzen und sogar brechen. Ursache ist Kalziummangel, geringe körperliche Bewegung oder auch eine langfristige Therapie mit Medikamenten wie Kortison.
Ein Fehlen von Vitamin D – z.B. auf Grund einer Nierenerkrankung führt dazu, dass zu wenig Kalzium vom Darm aufgenommen wird. Das Kalzium aus den Knochen baut sich ab, der Knochen wird porös.
Bei der Knochenstoffwechselstörung kommt es zur Rückbildung des Knochengewebes, was sich in schmerzhaften Entzündungen zeigt.

Was tun?
Grundsätzlich gilt:
Das ständige Zuführen von Kalzium ist sehr wichtig, um einen ausgeglichen Knochenstoffwechsel zu stabilisieren. Mit einem Glas Milch haben Sie nur einen Teil des täglichen Bedarfs gedeckt. Sie müssten schon einen Liter Milch täglich trinken um einer Knochenerkrankung entgegen zu wirken.
Hier noch andere Lebensmittel die reich an Kalzium sind:

Maisbrot (*1 Stück á ca. 55 g*)	133 mg
Weiße Bohnen (*1 Tasse, gekocht*)	161 mg

Kohl (*1 Tasse, gekocht*)	348 mg
Broccoli (*100 g*)	113 mg
Grünkohl (*100 g*)	212 mg
Käse (*45 %*) Emmentaler, Hartkäse (*100 g*)	1180 mg
Orangensaft mit Kalzium angereichert (*ca. 230 ml*)	300 mg
Getrocknete Feigen (*10 Feigen; 187 g*)	269 mg

Bei Knochenschmerzen sprechen Sie unbedingt mit einem Facharzt (*Orthopäden*). Der wird bei einer Entzündung des Knochens bestimmte Medikamente verschreiben. Sollten die Schmerzen dennoch weiterhin auftreten, werden weitere Untersuchungen (*z.B. Röntgen*) gemacht.

Wichtig für Frauen:
Ihr Hormonspiegel hat einen großen Einfluss auf den Knochenstoffwechsel. Bei Knochenbeschwerden wird der Arzt entsprechende Untersuchungen vornehmen.

Olivenöl hilft!
Innere Anwendung
Durch die regelmäßige Einnahme von Olivenöl können Sie Ihr ganzes Knochensystem positiv unterstützen. Vor allem für Säuglinge und Kleinkinder, bei denen die Knochen stark wachsen müssen, ist Olivenöl eine gute Nahrungsergänzung.

Äußerliche Anwendung
Bei Knochenentzündungen sollten Sie getränkte Olivenölkompressen benutzen: Dazu legen Sie eine mit fünf Esslöffeln Olivenöl getränkte Kompresse auf die betroffene Knochenstelle. Das wirkt der Entzündung entgegen.

Kopfschmerz nach Alkoholgenuss

Beschreibung:
Fast jeder hat es schon einmal erlebt: Bei einer Feier spricht man dem Alkohol zu und wacht am nächsten Morgen mit dröhnendem Kopf auf. Die Erkenntnis, dass das letzte Bier wohl schlecht gewesen sein muss, hilft nicht viel weiter.

Zur Erklärung:
Jeder Körper verträgt unterschiedlich viel Alkohol oder lässt ihn unterschiedlich schnell ins Blut gelangen.

Opa wusste Rat: „Junge, wenn du wat trinken willst, dann iss wat fettiges." Opa dachte z.B. an Salzhering.
Er hatte Recht: Der Alkohol wird durch das Fett länger im Magen gebunden und gelangt langsamer ins Blut.

Der Kopfschmerz entsteht durch den Verlust an Vitaminen, Mineralien und Spurenelementen. Dem Körper wird durch das ständige Wasserlassen zusätzlich Salz entzogen.

Was tun?
Stehen Sie erst einmal auf, versuchen Sie, in Schwung zu kommen.
Dann geben Sie Ihrem Körper, was Sie ihm durch den Alkoholkonsum ungewollt genommen haben: reichlich Vitamine, Mineralien und Spurenelemente.

Olivenöl hilft!
Mixen Sie sich den *„Olivital-Muntermacher-Drink"*.
Sie brauchen:
· 1 Esslöffel Olivenöl
· 1 Tomate
· 1 Möhre

· 1 Apfel
· 1 Banane
· 1 Orange
· und 1 Brausetablette (*mit Magnesium, Vitamin C und Spurenelementen*)

Das Ganze klein mixen, mit Wasser auffüllen und einen Esslöffel Olivenöl dazu geben. Olivenöl beinhaltet verschiedene Inhaltsstoffe (*Vitamine, Mineralien, Spurenelemente*), die Entzündungen hemmen und Stoffe, die Ihre Durchblutung ankurbeln.
Sie können in den Drink auch eine zerstampfte Tablette Aspirin rühren, dessen Wirkstoffe das Blut in Ihrem Körper zusätzlich verdünnen.
Dieser Drink wird Ihnen helfen. Schon nach kurzer Zeit werden Sie sich völlig fit fühlen.

Krampfadern

Beschreibung:
Die Venen in den Beinen sollen sauerstoffarmes Blut nach oben, zum Herzen, transportieren. In den Venen befinden sich Klappen, die sich öffnen und schließen. Ist dieser Mechanismus gestört, lässt die Elastizität in dem Gefäßschlauch nach. Es kommt zu Aussackungen, wo sich das sauerstoffarme Blut jetzt länger aufhält. Dann können wir geschlängelte Krampfadern auf der Hautoberfläche erkennen. Sie sind knotenförmig und leicht bläulich. Die Menschen klagen über eine Schwere in den Beinen, Schwellungen, Hautveränderungen (*insbesondere im Bereich der Fußknöchel*) und nächtliche Wadenkrämpfe.
Verantwortlich für das Entstehen von Krampfadern ist eine Bindegewebsschwäche. Diese kann genetisch bedingt sein, aber auch durch falsche Ernährung (*zu fettes Essen*), zu wenig Sport oder eine überwiegend stehende Tätigkeit gefördert werden.

Was tun?
Ein Arzt wird zunächst mit einer Ultraschall- und Röntgenuntersuchung (*Phlebographie*) den Zustand der Beinvenen untersuchen.

Zu Beginn der Beschwerden wird das Anlegen von Kompressionsstrümpfen empfohlen, die für einen verbesserten Rückfluss des sauerstoffarmen Blutes sorgen.
Bei weiterem Fortschreiten wird eine Verödung mit Hilfe von Spritzen oder eine chirurgische Entfernung der oberen Krampfadern durchgeführt.

Immer häufiger werden auch alternative Behandlungsmöglichkeiten in Anspruch genommen. Eine sehr alte Methode ist die Blutegeltherapie: Blutegel werden an bestimmten Bereichen auf die Haut gesetzt. Sie stoßen nach dem Biss den blutverdünnenden Stoff Hirudin aus. Dadurch können sie leichter das Blut absaugen. Das Blut im ganzen Bereich der Krampfader wird so verdünnt. Ist der Blutegel voll gesaugt, fällt er ab. Das Blut an der Bissstelle bleibt aber weiterhin für einige Stunden verdünnt. Daher blutet es weiter aus der Wunde und so kommt es zu einer Entlastung in der Krampfader. Der Druck verliert sich. Die Wunde wird in den nächsten Tagen noch von dem behandelnden Arzt oder Heilpraktiker versorgt.

Um das Entstehen von Krampfadern zu verhindern, sollten Sie weitere unterstützende Maßnahmen durchführen:
· Regelmäßige körperliche Bewegung *(Wassergymnastik, Walken, Spazierengehen an der frischen Luft)* strafft das Bindegewebe und versorgt die organischen Zellen mit Sauerstoff. So erreichen Sie eine Stabilität im Bindegewebe (*Krampfadern*).
· Außerdem ist eine gesunde und ausgeglichene Ernährung hilfreich.
· Vergessen Sie nicht, viel zu trinken. Damit aktivieren Sie die Entgiftungsorgane (*Leber, Niere, Haut*).

Olivenöl hilft!

Innere Anwendung

Olivenöl enthält positive Fette, die Fettablagerungen an den Innenwänden der Blutgefäße verhindern und das Blut verdünnen. Nehmen Sie dreimal täglich einen Teelöffel ein. Das hält die Adern jung.

Äußerliche Anwendung

Legen Sie mit Olivenöl getränkte Küchenrollentücher auf die Beine, decken Sie ein Handtuch darüber. Nach ein paar Stunden werden Sie feststellen, dass die Hautstruktur viel weicher und geschmeidiger geworden ist. Noch besser ist die Wirkung, wenn Sie ätherische Öle dazu geben: auf 10 ml Olivenöl 0,5 ml Rosmarin, 0,5 ml Pfefferminz, 0,5 ml Beinwellwurzelextrakt (*als Salbe erhältlich*).

Leberzirrhose / Schrumpfleber

Beschreibung:

Die Leber, die ungefähr 1.500 bis 2.000 Gramm wiegt und rund 20 % des gesamten Körpersauerstoffs verbraucht, ist ein sehr wichtiges Stoffwechselorgan: Sie ist für die Entgiftung des Körpers zuständig und produziert als größte Verdauungsdrüse rund 600 ml Gallensaft täglich. Dadurch können Abbauprodukte des Organismus in den Darm abgeleitet werden. Die Leber dient auch als Vitaminspeicher und sorgt für eine Verteilung von Spurenelementen, Eisen und Zink.

Es kann passieren, dass die Leber ihre Aufgaben nicht mehr richtig erfüllt. Wenn sie schrumpft und immer kleiner wird, spricht man von einer Schrumpfleber. Die Ursache ist meistens ein zu hoher Alkoholkonsum: Das fängt bei einem Mann bei täglich circa 60 Gramm Alkohol (*also 0,75 l Wein oder 1,5 l Bier*) an, bei einer Frau schon bei 20 Gramm Alkohol (*0,25 l Wein oder 0,5 l Bier*). Aber auch Hepatitis (*Typ B und C*) können zu einer Funktionseinschränkung der Leber führen.

Wenn der schlimmste Fall, die Leberzirrhose eintritt, gehen erst Leberzellen und schließlich das ganze Organ „Leber“ zu Grunde.

Erste Anzeichen für eine Schädigung der Leber sind:
· Müdigkeit
· Leistungsminderung
· Verminderung der Körperbehaarung mit der Entwicklung eines weiblichen Behaarungstyps bei Männern
· ein Auftreten des Palmarerythems (*Rötung der Handinnenseite*) mit deutlicher Färbung des Kleinfingerballens
· Bauchwasseransammlung
· Neigung zu blauen Flecken
· Juckreiz
· Gelbfärbung der Augen und der Haut

Was tun?
Sollten Sie erste Symptome einer Lebererkrankung bei sich erkennen, suchen Sie einen Arzt auf. Zeigen Blutuntersuchungen erhöhte Leberwerte, wird über eine Leberpunktion mit einer Nadel Lebergewebe entnommen. Dann kann der Arzt erkennen, wie weit eine Entzündung fortgeschritten und ob das Organ in seiner Funktion eingeschränkt ist. Weitergehende Maßnahmen gibt es kaum. Wichtig ist, dass der Patient seine Leber nicht mehr unnötig belastet (*also unbedingt Alkohol- und Tablettenkonsum stoppen!*). Bei einer Hepatitis- Infektion kann man nur versuchen, entzündungshemmende Medikamente zu verschreiben.

Vorsorge kann jeder treffen:
· übermäßigen Alkohol- und Tablettenkonsum vermeiden (**!**)
· gegen Hepatitis B kann man sich impfen lassen (*gegen Hepatitis C gibt es noch keine Impfung*)
· eine ausgeglichene Ernährung (*entlastet das Immunsystem und unterstützt die vorhandenen Leberzellen positiv*)

Olivenöl hilft!

Innere Anwendung:

Unterstützen Sie ein wichtiges Entgiftungsorgan Ihres Körpers durch die regelmäßige Einnahme von Olivenöl. Es besitzt die Möglichkeit, Ihre Leber mit Vitaminen und anderen wichtigen Inhaltsstoffen zu versorgen und zu entlasten. Es verbessert die Durchblutung in den kleinen Blutgefäßen der Leber.

Nehmen Sie dreimal täglich einen Teelöffel Olivenöl ein. Das wirkt optimal und sorgt für ein Wohlbefinden des ganzen Körpers.

Äußerliche Anwendung

Bei Erkrankungen der Entgiftungsorgane unseres Körpers (*Haut, Niere, Leber, Lymphe*) können Sie Leberwickel mit Olivenöl anwenden. Träufeln Sie 5 bis 10 ml Olivenöl auf eine sterile Kompresse und legen diese über Nacht auf den unteren rechten Rand Ihres Rippenbogens. Die Wirkstoffe des Olivenöls werden das Entgiftungsorgan Leber sehr positiv unterstützen und andere lebenswichtige Funktionen im Körper verbessern.

Magengeschwür

Beschreibung:

Der Magen ist ein erweiteter Abschnitt des Verdauungstraktes und liegt zwischen Speiseröhre und Zwölffingerdarm. Das Fassungsvermögen beträgt bei einem Erwachsenen ca. 1,5 bis 2,5 l. Um den Verdauungsprozess einzuleiten, werden in der Magenschleimhaut bestimmte Sekrete (*Flüssigkeiten*) und Enzyme (*entzündungshemmende Eiweißstoffe*) gebildet. Der gesamte Innenraum wird von einer Schleimhaut ausgekleidet, die den sauren Magensaft produziert, der die Verdauung fördert und Keime abtötet. Die Magenwand ist in der Lage, sich zu bewegen und vermischt auf diese Weise die Nahrung mit dem Magensaft.

Ein Magengeschwür ist meistens Folge einer Entzündung der Magenschleimhaut, die wiederum durch Vergiftung (*Alkohol, Gifte*), Bakterien (*Helicobakter pylori*), psychische Belastungen oder auch durch erbliche Veranlagung entsteht. Die Beschwerden zeigen sich in der Mitte des Oberbauches mit Schmerzen, Erbrechen mit Gewichtsverlust und Unverträglichkeit auf Nahrungsmittel.
Eine große Komplikation stellt das Magenbluten dar. Es kann sich mit kaffeesatzartigem Erbrechen und Teerstühlen zeigen. Bei einem Durchbruch des Geschwürs durch die Magenwand droht Lebensgefahr!

Was tun?
Bei den ersten unerklärlichen Beschwerden wie:
· Magenschmerzen (*meistens zwei Stunden nach dem Essen, oft spät abends oder nachts*)
· Übelkeit
· Appetitlosigkeit
· und Gewichtsverlust
sollten Sie einen Arzt aufsuchen.

Der wird mittels einer Magenspiegelung (*Gastroskopie*) schnell herausfinden, ob „nur“ eine Reizung der Magenschleimhaut oder ein Geschwür vorliegt. Eventuell entnimmt er auch feinstes Magengewebe an mindestens sechs Stellen der Schleimhaut, um zu prüfen, ob sich Gewebe bösartig verändert hat.
In der Regel hilft ein säurehemmendes Medikament. Bei starken Entzündungen muss Kortison verschrieben werden, damit die gereizte Magenschleimhaut abheilen kann.
In seltenen Fällen, bei starken Blutungen oder gar bei einem Durchbruch (*Perforation*), ist eine Operation unumgänglich. Sonst droht Lebensgefahr!

Olivenöl hilft!
Innere Anwendung
Um den Magen bei seiner Arbeit zu unterstützen, sollten Sie bei Ihren

Mahlzeiten reichlich Olivenöl nutzen. Langfristig reguliert es nicht allein den Magen, sondern den gesamten Verdauungstrakt. Olivenöl kleidet den Magen wie mit einem Schutzfilm aus und sorgt so für eine Regulierung und Entzündungshemmung in der Magenschleimhaut.

Tipp bei akuten Magenbeschwerden:
Nehmen Sie dreimal täglich einen Teelöffel Olivenöl ein (*am besten auf nüchternen Magen eine halbe Stunde vor den Mahlzeiten*). Trinken Sie hinterher ein Glas warmes Wasser, damit sich das Öl besser verteilt. Der Magen wird sich aus seiner Verkrampfung lösen und entspannen.

Magenknurren

Beschreibung:
Man kennt das Magenknurren, das viele andere Geräusche laut übertönen kann. „*Zuhörer*" erkundigen sich meist sofort: „*Noch nichts gegessen?*" Erfahrungsgemäß ist das Magenknurren tatsächlich verschwunden, wenn man etwas isst.

Die Erklärung:
Wenn der Magen ein paar Stunden lang leer ist, füllt er sich mit einem Gas. Gleichzeitig regt der Gedanke, baldmöglichst etwas zu essen, die Produktion von Magensaft an. Wenn dann der Magen anfängt, Gas und Magensaft durchzukneten, wie er es auch mit Nahrungsmitteln machen würde, entstehen rumpelnde, „knurrende" Geräusche.

Was tun?
Sollte Sie ein knurrender Magen plagen: Essen Sie einfach ein bisschen. Oder trinken Sie etwas. Dann ist der Magen wieder etwas gefüllt und das Magenknurren verschwindet. Das Gas gelangt in den Darm und wird später als „Furz" oder „Pups" ausgeschieden.

Tipp:
Beginnen Sie jeden Tag mit einem Frühstück. Und essen Sie mehrmals täglich kleine Mahlzeiten: Dann hat der Magen nichts zu knurren.

Olivenöl hilft!
Innere Anwendung
Olivenöl beruhigt nicht nur den Magen (*Magenknurren*), sondern wirkt regulierend auf den gesamten Verdauungstrakt. Es kleidet den Magen wie mit einem Schutzfilm aus. Deshalb sollte Olivenöl regelmäßig bei der Zubereitung von Speisen verwendet werden. Am besten gönnen Sie sich täglich ein kleines Schlückchen.

Mandelentzündung (*Angina Tonsillaris*)

Beschreibung:
Hinten im Hals (*wo die Mundhöhle in den Rachenraum übergeht*), befinden sich die Mandeln (*paarweise angelegt*). Diese Lymphdrüsen sind eine Art Polizei: Sie passen auf, dass Bakterien nicht in den Organismus eindringen. Wenn das Immunsystem geschwächt ist (*zu wenig Schlaf, zu viel Stress, zu wenig Flüssigkeit, zu wenig Vitamine etc.*), haben die Lymphdrüsen keine Chance mehr gegen die Bakterien. Es kommt zu einer Entzündung, die zu hohem Fieber und Schluckbeschwerden führt.

Das große Risiko dabei:
Die Bakterien können sich dann über den Blutkreislauf vorarbeiten und das Herz angreifen. Die Gifte siedeln sich dort an und beschädigen die Herzklappe. Wenn diese nicht mehr richtig schließt, funktioniert die Versorgung der Organe mit sauerstoffreichem Blut nicht mehr richtig. Lebensgefahr droht!

Was tun?
Um das Risiko einer Herzerkrankung zu vermindern, verschreibt der Arzt bei einer Mandelentzündung normalerweise sofort Antibiotika.

Wichtig auch:
Bei Fieber viel trinken und ins Bett gehen, um den gesamten Organismus nicht unnötig zu belasten.

Olivenöl hilft!
Innere Anwendung
Wird eine Infektion der Mandeln frühzeitig erkannt (*also bei ersten Schluckbeschwerden oder leichter Rötung des Rachenraums*), hilft Ölziehen. Nehmen Sie morgens vor dem Zähneputzen einen Teelöffel mit hochwertigem, kalt gepresstem Olivenöl in den Mund. Kauen und schlürfen Sie es 15 bis 20 Minuten lang. Es bindet Krankheitserreger und wirkt antibakteriell. Nach ungefähr 15 Minuten wird das Öl dünner, sie können es ausspucken und danach normal die Zähne putzen.
Diese Kur über drei Wochen durchführen. Sie regt die Durchblutung der Schleimhaut, der Mandeln und des lymphatischen Systems an.

Migräne

Beschreibung:
Bei Migräne handelt es sich um einen plötzlich einsetzenden, teilweise mit Übelkeit verbundenen starken Kopfschmerz. Er tritt in vielen Fällen sehr aggressiv auf, so dass Patienten sogar erbrechen müssen.
Die Ursache für die Erkrankung kann eine Durchblutungsstörung oder eine Entzündung im Bereich der Hirn- und Kopfgefäße sein.
Migräne kann vererbt werden (*z.B. von den Eltern oder Großeltern*) und tritt in seiner Zeitdauer sehr unterschiedlich auf *(Minuten, Stunden, auch Tage sind möglich*). Lichtüberempfindlichkeit kann eine Begleiterscheinung sein. Die Erkrankung kann hormonbedingt auftreten, aber

auch durch Allergien oder eine Fehlernährung (*zu einseitiges Essen*) ausgelöst werden.

Was tun?
Suchen Sie einen Arzt auf, der krampflösende Medikamente verordnet, die zu einer Linderung der Schmerzen führen.

Alternative Therapien:
· Akupunktur
· Sauerstoff
· Homöopathie usw..

Hilfreich ist auch, sich in ein abgedunkeltes Zimmer zu legen und eine kalte Kompresse auf die Schmerzstelle des Kopfes zu geben.

Olivenöl hilft!
Innere Anwendung
Binden Sie Olivenöl in Ihre Nahrung mit ein. Denken Sie an die Inhaltsstoffe (*Vitamine, Flavonoide*), die sich positiv auf die Blutverdünnung auswirken und somit eine Verkrampfung im Kopf lösen können. So haben Sie eine langfristige Möglichkeit, die Migräne auf dem natürlichen Weg zu beseitigen.

Morbus Chron

Beschreibung:
„*Morbus*" steht für Krankheit, „*Chron*" steht für den Namen des New Yorker Arztes, der die Krankheit als erster beschrieb. Morbus Chron ist eine chronische Entzündung des Magen-Darm-Traktes, die von der Mundhöhle bis zum After auftreten kann und häufig mit Durchfällen verbunden ist. Hinzu kommt starke Erschöpfung.
Die Erkrankung kann schubartig auftreten, zwischendurch sind immer

wieder beschwerdefreie Phasen. Ist die Darmschleimhaut über einen längeren Zeitpunkt entzündet, können die Darmschichten vernarben. Es entstehen Verdickungen, die den Darm einengen.
Häufig erkranken junge Menschen im Alter von zehn und elf Jahren.
Die Ursache ist noch nicht genau geklärt.

Was tun?
Bei ersten Darmproblemen mit Krämpfen suchen Sie bitte sofort einen Arzt auf. Dieser wird Untersuchungen (*Stuhlprobe, Blut, Darmspiegelung mit Gewebeentnahme, Röntgen mit Kontrastmittel*) durchführen. Diese geben Aufschluss über die Erkrankung.
Gegen die Entzündung kann der Arzt Medikamente einsetzen.
Lebensgefahr droht bei einem Darmverschluss!

Alternative Behandlungen:

1. Ernährung:
Versuchen Sie, den Darm zu entlasten. Meiden Sie raffinierten Zucker und gehärtete Fette. Führen Sie dem Körper Vitamine, Mineralien und Spurenelemente zu. Meiden Sie oxalsäurehaltige Lebensmittel (*z.B. Schokolade, Spinat, Kakao und Rhabarber*).

2. Bioresonanztherapie:
Bei einem Test wird herausgefunden, worauf Sie unverträglich reagieren. Entsprechende Behandlungen sorgen für eine Regulation und Stärkung des Immunsystems.

3. Akupunktur:
Es werden kleine Nadeln an verschiedenen Punkten am Körper oder am Ohr gesetzt. Das kann ebenfalls zu einer Regulierung führen.

Helfen alle diese Möglichkeiten nicht, ist bei einer Verschlimmerung (*Darmveränderung*) eine Darmoperation oft unumgänglich.

Olivenöl hilft!
Innere Anwendung
Auf längere Zeit gesehen ist Olivenöl dank seiner einfach ungesättigten Fettsäuren das einzige Öl, das Ihr Immunsystem reguliert und stärkt. Die ständige Einnahme von Olivenöl wirkt entzündungshemmend und reguliert die Verdauung und das Immunsystem.

Wichtig:
Anfangs sollten Sie vorsichtig versuchen, ob Sie hochwertiges Olivenöl vertragen: Bei so einer schweren Fehlregulation des Immunsystems kann der Darm auf alle möglichen Nahrungsmittel negativ reagieren, die normaler Weise für den Körper verträglich sind.

Mundgeruch

Beschreibung:
Mundgeruch ist ein unangenehmes Thema in unserer Gesellschaft. Wer unter Mundgeruch leidet, merkt es selbst nicht, empfindet es also auch nicht als unangenehm. Umso schlimmer „leidet" sein Gegenüber.

Zu 70 Prozent liegt die Ursache in der Mundhöhle selbst. Auf den Zähnen, auf der Zunge und am Zahnfleisch tummeln sich Milliarden von Bakterien, die nicht immer schädlich sind, sondern sogar von Nutzen sein können. So gibt es ein natürliches Gleichgewicht z.B. zwischen Bakterien und Pilzen, die einfach zum Leben in der Mundhöhle dazu gehören und Teil des Verdauungssystems sind. Aber es sind auch Bakterien vorhanden, die schädlich sind.

Und so gibt es mehrere Entstehungsherde, die Mundgeruch verursachen:
· **die Mundhöhle** (*Zahnfleischentzündungen, Karieslöcher, Schleimhautentzündungen, Geschwüre, natürliche bakterielle*

Fehlbesiedlung der Zunge und des Zahnfleisches, mangelnde Mundhygiene)
- **der Rachen** (*Nasensekret läuft aus der Nase in den Rachen, Geschwüre, chronische Mandelentzündung*)
- **die Speiseröhre** (*Aussackungen und Ausbuchtungen in der Speiseröhre, Pilzinfektion, Geschwüre*)
- **der Magen** (*Übersäuerung oder Untersäuerung, bakterielle Infektion, chronische Magenschleimhautentzündung*)
- **der Darm** (*Nahrungsmittel-Unverträglichkeit, chronische Verstopfung, Verdauungsstörung, bakterielle Fehlbesiedlung nach Antibiotika Therapie*)
- **die Nase / Nasennebenhöhle** (*Nasennebenhöhlenentzündung, Geschwüre, Schleimhautzerstörung z.B. durch ständige Einnahme von Nasenspray*)
- **die Bronchien** (*Geschwüre, chronische Bronchitis*)
- **sonstige Erkrankungen** (*Nierenerkrankung, Nierenversagen, Diabetes mellitus, Leberzirrhose, Gallenblasenerkrankung*)

Was tun?

Der erste Weg sollte immer zum Zahnarzt führen. Dieser wird den Mundraum, die Zähne und das Zahnfleisch kontrollieren. Finden sich Schäden an den Zähnen oder am Zahnfleisch? Zahnstein wird entfernt, dem Patient wird eine effektive Putztechnik der Zähne, der Zunge und der Mundhöhle gezeigt. Sollte nach diesen Hinweisen noch weiterhin Mundgeruch bestehen, sprechen Sie mit Ihrem Hausarzt, der Sie an einen Internisten überweisen wird.

Olivenöl hilft!

Innere Anwendung

Nutzen Sie die Vorteile des Olivenöls zur Mundpflege. Nehmen Sie einen Teelöffel Olivenöl und beginnen Sie mit einer Mundspülung morgens vor dem Zähneputzen. Das Öl bindet Krankheitserreger und wirkt antibakteriell. Kauen und schlürfen Sie das Öl 15 bis 20 Minuten lang durch. Danach wird das Öl dünner und Sie können es ausspucken Anschließend putzen Sie Ihre Zähne wie gewohnt.

In der Volksheilkunde ist Ölkauen oder Ölschlürfen unbestritten. Es ist absolut gefahrlos und eine günstige Kur-Möglichkeit für Ihr Immunsystem. Die Erklärung ist einfach: Das Öl wirkt gegen Bakterien und andere Krankheitserreger. Sie werden bei den Spülungen gebunden, gleichzeitig wird die Durchblutung der Schleimhaut und der Mandeln angeregt. Das Ölkauen regt aber auch unser lymphatisches System (*den Abwehrbereich für das Immunsystem*) an. Dieser Prozess, der in der Mundhöhle durchgeführt wird, wirkt sich positiv auf den ganzen Organismus aus, ist eine ideale Entschlackungskur für den ganzen Körper.

Muskelkater

Beschreibung:
Muskelkater ist eine unangenehme Begleiterscheinung, die bei Ungeübten nach dem Sport auftreten kann. Die Schmerzen treten ein bis zwei Tage nach ungewohnter Belastung (*also bei Bewegungen, die sonst nicht durchgeführt werden*) auf, verlieren sich aber nach einigen Tagen. In der Muskulatur passiert Folgendes: Durch die Überbelastung bilden sich kleinste Risse in den Muskelfasern. Durch sie tritt Wasser ein. In einem Zeitraum von etwa 24 bis 36 Stunden bildet sich eine Wasseransammlung (*Ödem*). Diese breitet sich aus und führt zu einer Anschwellung der Muskelfaser. Bei der dann folgenden Bewegung tritt ein Dehnungsschmerz auf (*Muskelkater*).

Was tun?
Duschen Sie nach dem Training heiß. Die Wassertemperatur kann ruhig bei 38 bis 40 Grad Celsius liegen. Die Muskulatur wird sich entspannen. Trainieren Sie nur mit leichter Belastung weiter, sonst könnte ein Muskelfaserriss auftreten. Stretching (*sanftes Dehnen der*

Muskulatur) ist vor und nach jeder sportlichen Betätigung sehr wichtig.

Olivenöl hilft!
Äußerliche Anwendung
Olivenöl wirkt durchwärmend und durchblutungsfördernd. Massieren Sie die betroffenen Stellen vor und auch nach dem Sport ein: Das sorgt für eine bessere Durchblutung und somit für eine schnellere Regeneration der Muskulatur.

Muskelkrämpfe

Beschreibung:
Wenn sich ein bestimmter Muskel auf Grund zu starker Belastung krampfartig zusammenzieht, verursacht das extreme Schmerzen. Ursache ist in der Regel ein Mangel an Magnesium. Dieses lebenswichtige Mineral ist verantwortlich für viele Vorgänge im Körper (*z.B. für den Aufbau von Eiweißen - vor allem in der Muskulatur bei der Muskelbewegung*). Wird mehr Magnesium verbraucht als zugeführt, können sich Krämpfe zeigen. Das passiert bei starkem Flüssigkeitsverlust (*zu stark geschwitzt, zu wenig getrunken*).
Sportler leiden häufiger an Muskelkrämpfen, Frauen sind (*vor allem während der Menstruation*) öfter betroffen als Männer.

Was tun?
Vor und während des Sports müssen Sie unbedingt viel trinken (*in jeder halben Stunde einen halben Liter*), am besten Wasser, angereichert mit Vitaminen und Spurenelementen, sowie Mineralien (*z.B. Magnesium*). Wer seine Muskulatur stark belastet, sollte ihr auch regelmäßig längere Ruhepausen gönnen, damit sich der gesamte Organismus wieder völlig regenerieren kann.

Olivenöl hilft!
Innere Anwendung
Um in Zukunft Muskelkrämpfe zu vermeiden, müssen Sie sich hochwertig ernähren, vor allem auf genügend Vitamine, Mineralien und Spurenelemente achten. Verwenden Sie beim Zubereiten Ihrer Speisen viel Olivenöl. Es enthält alle diese Stoffe. Nehmen Sie dreimal täglich einen Teelöffel Olivenöl.

Äußerliche Anwendung
Träufeln Sie etwas Olivenöl auf die betroffene Muskelpartie und massieren Sie es leicht ein. Bei dieser Olivenölmassage lockert sich die Muskulatur langsam und es entwickelt sich eine angenehme Wärme, die für eine bessere Durchblutung sorgt. Der Muskel und der ganze Körper entspannen und können sich besser regenerieren.

Nagelerkrankungen

Beschreibung:
Finger- und Fußnägel gehören, wie die Haare, zu den „Anhangsgebilden“ des Organismus. Sie sind durch verschiedene Einflüsse (*z.B. Kälte, Wärme, Wasser, Sonne, aber auch Schmutz und Reinigungsmittel*) ständigen Reizen ausgesetzt. Das kann zu Nagelerkrankungen führen, z.B. zu einer bestimmten Art von Pilzen (*Mykosen*), Schuppenflechte (*Nagel-Psoriasis*) und Ekzemen.
Außerdem können sich auch Eisenmangel oder Herzerkrankungen im Zustand der Nägel widerspiegeln.

Was tun?
Ihr Hautarzt wird schnell die Ursache für die Nagelerkrankung diagnostizieren.
Je nach Erkrankung wird er Medikamente verordnen.

Wichtig:
Gehen Sie schon beim ersten Verdacht auf eine Nagelerkrankung zum Arzt, am besten zu einem Hautarzt. Je schneller die Behandlung beginnt, umso wirkungsvoller ist sie. Fragen Sie Ihren Arzt oder Apotheker nach Pflegeprodukten für Ihre Nägel: Ständige Pflege der Finger- und Fußnägel ist der beste Schutz.

Olivenöl hilft!
Äußerliche Anwendung
Baden Sie Ihre Finger- und auch Ihre Zehennägel mehrmals pro Woche in Olivenöl. Dafür füllen Sie am besten eine kleine Schale mit Olivenöl und tauchen Ihre Finger oder Zehen einige Minuten hinein. Sie können auch Ihre Nägel mit einem Pinsel „einölen". In kürzester Zeit ziehen die pflegenden Wirkstoffe ein. Nach einer Viertelstunde können Sie die Rückstände des Öls mit Seife abwaschen. Die Wirkung können Sie mit ätherischen Ölen noch erhöhen: Geben Sie auf 10 ml Olivenöl 0,5 ml Aprikosenkernöl, 0,5 ml Jojobaöl und 0,5 ml Weizenkeimöl. Diese Ölmischung führt Ihren Nägeln die pflegenden Wirkstoffe optimal zu.

Nagelpilz

Beschreibung:
Nagelpilze kommen oft in Saunen, Schwimmbäder und Gummischuhen vor. Der Pilz liebt es warm und feucht. Aber auch Erkrankungen wie die Zuckerkrankheit (*Diabetes mellitus*) und Durchblutungsstörungen begünstigen ein Entstehen der Infektion. Erreger des Nagelpilzes sind meistens Fadenpilze oder Hefepilze, nur in seltenen Fällen Schimmelpilze. Sie werden von Mensch zu Mensch oder von Tier zu Mensch übertragen. Meistens sind Fußnägel, seltener die Fingernägel betroffen. Ist ein Nagel erkrankt, verändert er sich: Anfangs zeigt er streifige oder fleckige, weißliche oder gelbliche Färbungen und wirkt glanzlos. Im fortgeschrittenen Zustand kann er bröcklig werden und zerfallen.

Was tun?
Ist ein Nagel verändert, fragen Sie einen Hautarzt. Unter dem Mikroskop werden Pilzfäden mit einer Spezialtinte sichtbar. Ist dies der Fall, wird durch eine Anzüchtung von Pilzkulturen geklärt, um welche Art von Pilzinfektion es sich handelt. Dies ist für eine gezielte Therapie sehr wichtig, damit das Problem schnellstmöglich beseitigt werden kann. Es gibt sehr viele Medikamente (*z.B. Salben, Cremes, Tabletten und Nageltinkturen*). Lassen Sie sich von Ihrem Arzt oder Apotheker beraten. In fortgeschrittenen Fällen ist das operative Entfernen des Pilznagels durch den Arzt möglich.

Ständige Hygiene der Finger- und Fußnägel ist übrigens das beste Mittel, Nagelpilz zu vermeiden.

Olivenöl hilft!
Innere Anwendung
Falls im Bereich des Nagels kleine Hautverletzungen auftreten, könnte es passieren, dass sich der Pilz über die Blutbahn im ganzen Körper breit macht. Dann treten starke Müdigkeit und Abgeschlagenheit auf. Um das gesamte Immunsystem zu unterstützen, ist die innere Anwendung von Olivenöl zusätzlich sehr wichtig.

Trinken Sie dreimal täglich einen Teelöffel Olivenöl. Auch das Einbinden von Olivenöl in Ihren Ernährungsplan ist unbedingt zu empfehlen. Es handelt sich um ein Öl, das in der Lage ist, dem Körper wichtige, entzündungshemmende Wirkstoffe zuzuführen. Für den Pilz wird es ungemütlich, er zieht sich zurück.

Äußerliche Anwendung
Olivenöl hilft, eine Besiedlung von Pilzen schnell und effektiv in den Griff zu bekommen. Tränken Sie den betroffenen Nagel großzügig mit Olivenöl. Dazu nehmen Sie eine kleine Schale, füllen Sie mit Olivenöl, tauchen den betroffenen Nagel rund 15 Minuten hinein. Das sollte drei-

mal täglich erfolgen.
Eine zweite Möglichkeit ist, den Nagelpilz dreimal täglich mit Olivenöl zu bestreichen. Dazu nehmen Sie einen mit Olivenöl getränkten Pinsel und streichen das Öl hoch- und seitwärts über den Nagel. Vergessen Sie dabei nicht, auch die Vorderseite unter dem Nagel einzupinseln. Danach den Pinsel mit Alkoholspray desinfizieren.
Bei einer hartnäckigen Pilzbesiedlung kann es bei Einsatz von Medikamenten sechs bis zwölf Monate dauern, bis der Nagel herausgewachsen ist. Deshalb ist der Einsatz von Olivenöl als Alternative oder Therapieergänzung sehr zu empfehlen.

Nasennebenhöhlenentzündung

Beschreibung:
Zu den Nasennebenhöhlen gehören die Kieferhöhlen, Keilbeinhöhlen, Stirnhöhlen und die Siebbeinzellen. Die Entzündung in den Nasennebenhöhlen kann durch eine Virus- oder Bakterieninfektion verursacht werden. Diese kann sich mit Schnupfen zeigen und klingt etwa nach zwei Wochen wieder ab. Bei der bakteriellen Infektion ist ein Ausfluss von gelblich-grünem Schleim aus der Nase möglich. Außerdem kann Reizhusten auftreten (*weil der Schleim den Rachen hinunterläuft und sich auf die Bronchien legt*). Häufig klagen Betroffene über einen unangenehmen Druck bis hin zu starken Kopfschmerzen.

Was tun?
Gehen Sie zum Arzt! Bei einer bakteriellen Belastung wird er ein Antibiotikum verschreiben, um weitere Komplikationen (*z.B. eine Entzündung der Knochenhaut*) zu vermeiden.

Weitere Maßnahmen, die eine Abheilung der Infektion begünstigen:
· viel frische Luft
· Inhalieren und Nasenspülung mit Kochsalzlösung

· viel trinken (*keine Milch, sie schleimt*)
· Homöopathie
· Akupunktur
· und Blutegel-Therapie

Olivenöl hilft!
Innere Anwendung
Wer häufiger unter Infektionen in den Nasennebenhöhlen leidet, sollte vor allem das Immunsystem stärken. Dabei hilft Olivenöl: Dreimal täglich einen Teelöffel einnehmen. Das sorgt für eine langfristige Stabilität und beugt weiteren Infektionen vor.

Nervenerkrankungen

Beschreibung:

Das Nervensystem hat für uns Menschen verschiedene Aufgaben:
· es nimmt Informationen über die Sinnesorgane (*Ohr, Haut, Augen, Nase, Zunge*) auf
· es verwaltet alle Informationen von inneren Organen
· es stimmt alle Informationen aufeinander ab
· es steuert die Körpertätigkeit und gibt Befehle an alle Organe und Muskeln
· es steuert das Denken und unser Bewusstsein

Das Nervensystem besteht aus vielen Milliarden kleinster Nervenzellen (*Neuronen)* und ist letztlich das, was wir den „*menschlichen Geist*" nennen.
Gehirn und Rückenmark (*Zentrales Nervensystem*) sind untrennbar verbunden mit dem Peripheren Nervensystem, das die Nervenstränge in alle Gliedmaßen und Organe umfasst. Jede einzelne der winzigen Nervenzellen besteht aus vielen kleinen Bestandteilen. Unentwegt

kommunizieren sie miteinander: Wenn wir z.B. unseren Arm bewegen wollen, wird der erste „*Befehl*" im Gehirn gegeben: „*Arm, bewege dich*!" Nervenzelle für Nervenzelle wird dieser Befehl weitergeleitet – über das Zentrale Nervensystem, das Rückenmark, bis in die kleinsten Neuronen im Arm.
Und siehe da: Der Arm bewegt sich!

So genannte Gliazellen versorgen die Nervenzellen mit Nahrung, indem sie eine regelmäßige Verbindung zwischen Nervenzellen und Blut sicherstellen.

Es gibt eine Vielzahl von Nervenerkrankungen (*darunter Multiple Sklerose, Parkinson, Alzheimer, Polio, Epilepsie usw.)*. Einige Erkrankungen werden durch Viren, Bakterien oder durch Selbstzerstörungsprozesse im Körper (*Autoimmunerkrankung*), andere durch eine Stoffwechselerkrankung wie Diabetes mellitus ausgelöst.

Was tun?
Haben Sie das Gefühl, dass Ihre Nerven in ihrer Funktion „irgendwie" eingeschränkt sind?

Erste Anzeichen können z.B. sein:
· Kopfschmerzen
· Doppelbilder
· Schwindel
· Schmerzen
· oder auch Krämpfe

Dann sollten Sie schnellstens zu einem Nervenarzt (*Neurologen*) gehen.

Er wird verschiedene Untersuchungen machen:
· Reflexe prüfen

· Ihre Wärme- und Kälteempfindlichkeit messen
· per Stimmgabeltest Ihre Vibrationsempfindung herausfinden
· und mit einem Zahnstocher Ihre Schmerzempfindung testen

Auch eine Untersuchung des vegetativen oder autonomen Nervensystems ist möglich, und zwar mittels EKG (*Elektrokardiogramm)*, Stoppuhr und Blutdruckmessung. So kann man erkennen, ob eine erhöhte Herzschlagrate oder eine Nervenerkrankung in der Herzstruktur vorliegt.

Olivenöl hilft!
Innere Anwendung
Einen Esslöffel voll Olivenöl, morgens auf nüchternem Magen und abends vor dem Schlafengehen einnehmen: Das nährt, heilt und säubert den gesamten Organismus – und ganz nebenbei bekommen Sie Nerven wie Drahtseile.

Neurodermitis

Beschreibung:
Die Neurodermitis wird auch endogenes oder atopisches Ekzem genannt. Die Haut reagiert auf bestimmte Reize (*Allergene*). Sie juckt unerträglich, hochrote, nässende und verkrustete Stellen zeigen sich an Wangen, Stirn, Armbeugen, Hals, ja, manchmal sogar am ganzen Körper.

Die Ursache:
Es handelt sich um eine Fehlregulation des Immunsystems. Die Krankheit kann erblich bedingt sein, ihr Ausbruch kann durch Stress, Allergien oder Unverträglichkeit bestimmter Nahrungsmittel gefördert werden. Besonders schlimm ist die Erkrankung bei Kleinkindern. Unangenehm ist es auch, wenn die Betroffenen unter nächtlichem Juck-

reiz leiden, mit Kratz-Attacken reagieren (*die jedoch die Haut nur noch mehr entzünden*) und sich dadurch die Qualen noch verschlimmern.

Was tun?
Gehen Sie beim ersten Verdacht zu einem Hautarzt. Er wird bei sehr starken Hautreizungen eine kortisonhaltige Salbe verschreiben, die gegen die Entzündung wirkt und die Haut beruhigt. Kortisonsalbe sollte jedoch nur als Notfallmedikament und immer in Absprache mit dem Arzt genutzt werden: Kortison macht (*bei langzeitiger Benutzung*) die Haut dünner, empfindlicher und verletzlicher (*Pergamenthaut)* und kann außerdem die Haut abhängig machen.

Besprechen Sie mit Ihrem Arzt oder Heilpraktiker, ob eine Allergie gegen ein Nahrungsmittel (*z.B. Weizen, Kuhmilch, Ei*) die Ursache für die Neurodermitis sein kann. Der Arzt wird verschiedene Tests machen, um die Allergene herauszufinden.

Eine Alternative ist die Behandlung mit homöopathischen Medikamenten. Auch Klimakuren an der See sind für die Haut sehr zu empfehlen. Auf keinen Fall sollte man die gereizte Haut noch mehr Reizen aussetzen!

Deshalb sollten Betroffene auf Haustiere, Matratzen aus Rosshaar, Stofftiere im Kinderzimmer usw. verzichten.

Olivenöl hilft!
Innere Anwendung
Heilen und stabilisieren Sie Ihr Immunsystem, indem Sie Ihre Ernährung umstellen. Geben Sie Ihrem Körper Vitamine, Mineralien und Spurenelemente. All diese heilfördernden Wirkstoffe befinden sich im Fruchtfleisch der Olive. Olivenöl reguliert den Magen-Darm-Trakt. regt auch Leber und Nieren an und entlastet dadurch das Entgiftungsorgan Haut: Die Haut kann sich wieder etwas beruhigen und abheilen.

So geben Sie Ihrem Immunsystem die Möglichkeit, sanft und langfristig zu gesunden: Nehmen Sie dreimal täglich einen Teelöffel Olivenöl ein. Um sicher zu gehen, dass Sie nicht allergisch reagieren, reiben Sie etwas Olivenöl auf die Armbeuge: Nach 20 Minuten wissen Sie mehr: Juckt es oder bildet sich eine Quaddel, reagieren Sie auf Olivenöl allergisch.

Äußerliche Anwendung
Tupfen Sie die entzündeten Stellen mehrmals täglich mit einer sterilen Kompresse ab. Olivenöl wirkt gegen die Entzündung, pflegt und beruhigt die Haut. Aber Vorsicht ist auch hier geboten: Nehmen Sie beim ersten Mal etwas Olivenöl und betupfen Sie nur einen kleinen Bereich an Ihrer Unterarminnenseite. Ist keine allergische Reaktion zu sehen oder spüren, können Sie das Olivenöl unbedenklich einsetzen. Noch besser wirkt es, wenn Sie das Olivenöl zur äußerlichen Anwendung mit ätherischen Ölen mischen. Geben Sie dann auf 10 ml Olivenöl 1 ml Nachtkerzenöl, 1 ml Honig und 1 ml Weizenkeimöl.
Bei offenen Stellen kochen Sie 100 g Eichenrinde auf einen Liter Wasser ab (*15 bis 20 Minuten lang*). Den Sud abkühlen lassen und die offenen Stellen mit einem sterilen Tupfer mit dem kalten Sud abtupfen.

Nierensteine

Beschreibung:
Etwa fünf Prozent der Menschen in Deutschland leiden unter Nierensteinen. Die können so klein sein wie ein Reiskorn, aber auch so groß wie eine Erbse. Sie entstehen, wenn der Harnsäurestoffwechsel gestört ist, wenn man sich falsch ernährt, wenn ständige Harnwegsinfekte auftreten oder auch, wenn man zu wenig trinkt. Männer leiden häufiger unter Nierensteinen als Frauen. Die Beschwerden sind, abhängig von der Lage und Beweglichkeit des Steins, in der Regel kolikartig und sehr stark – im Rücken, in den Seiten oder im Bereich des Unterbauches (*beim Mann in die Hoden ziehend*).

Was tun?
Der Arzt untersucht per Ultraschall und Röntgen die ableitenden Harnwege. Man findet auch Hinweise auf Nierensteine im Urin, wenn sich dort Leukozyten (*weiße Blutkörperchen*) und Blut befinden. Dann geht es zunächst darum, die Schmerzen zu beseitigen. Dazu werden krampflösende Medikamente verschrieben. Daneben muss man darauf achten, dass kein Harnstau entsteht. Die Harnwege könnten durch einen Nierenstein verstopft werden. In den meisten Fällen wird der Stein von alleine ausgespült. Wenn nicht, können die Steine durch eine Stoßwellentherapie zertrümmert oder bei einer Operation entfernt werden. Vorbeugen kann jeder: Viel trinken ist die beste Therapie, außerdem verhindert eiweiß- und fettarme Ernährung das Entstehen von Nierensteinen.

Olivenöl hilft
Olivenöl enthält entzündungshemmende Substanzen (*z.B. Vitamin E*). Damit kann man eine angehende Entzündung eindämmen.
Zusätzlich wirken die Inhaltsstoffe regulierend auf das gesamte Entgiftungssystem (*Leber, Niere, Haut*).

Innere Anwendung
Setzen Sie Olivenöl in der täglichen Ernährung ein, schlucken Sie außerdem dreimal täglich einen Teelöffel Olivenöl. Wer sich daran hält, hat mit Nierensteinen garantiert keine Probleme.

Osteoporose (*Knochenschwund*)

Beschreibung:
Unsere Knochen werden ständig umgebaut und erneuert. Hormone regulieren die Aufnahme von Kalzium in das Knochengewebe, bauen es auf und stärken es, bis wir ungefähr 30 Jahre alt sind. Ab dem 35. Lebensjahr überwiegt dann der Knochenabbau.
Diese Knochenbeschaffenheit ist bei jedem Menschen unterschiedlich

und auch abhängig von der genetischen Veranlagung. Bei der Osteoporose bleibt die Knochenstruktur erhalten, aber das Knochengewebe schwindet. Dieses schrumpft und wird porös.
Manchmal spüren Betroffene das Fortschreiten des Knochenschwunds überhaupt nicht. Bis sie sich dann, ohne besonderen äußeren Einfluss (*z.B. beim Tragen einer Tasche oder beim Husten*) einen Knochenbruch zuziehen. Manchmal macht sich die Krankheit auch mit Klopf- und Spontanschmerzen der betroffenen Knochen bemerkbar.

Osteoporose entsteht durch:
· eine Störung des Kalziumstoffwechsels
· Schilddrüsenüberfunktion
· Hormonmangel
· und Störung des Kortisonstoffwechsels

Am häufigsten betroffen sind Wirbelsäule, Hüfte und Handgelenk.
Wenn die Menschen im zunehmenden Alter immer kleiner werden, ist das ein Hinweis auf Knochenschwund in der Wirbelsäule.

Was tun?
Sie sollten Ihren Körper – in diesem Fall speziell Ihr Knochensystem – regelmäßig trainieren. Durch Bewegung festigt sich nicht nur die Muskulatur, sondern es entsteht ein Druck auf die Knochen und so wird eine Aktivität im Knochen erzielt. Mehr Aktivität bedeutet eine bessere Durchblutung und somit eine optimalere Versorgung mit Sauerstoff und Nährstoffen (*Vitaminen, Mineralien, Spurenelementen)*. Auch Milch und Joghurt sind sehr gut. Die natürliche Sonne beeinflusst die Produktion von Vitamin D positiv, das beim Aufbau der Knochen eine große Rolle spielt.
Viel Bewegung und Sport fördern die Koordination und nicht zuletzt die Kraft. Dadurch wird das Sturzrisiko bei älteren Menschen gemindert.
Die Diagnose Osteoporose wird erst bei einer Röntgenaufnahme erkannt, wenn die Knochenmasse um 30 bis 40 Prozent vermindert ist.

Zur Früherkennung dient eine Knochendichtemessung. Das gleiche Ergebnis erzielt man mit einer Computertomographie, wobei jedoch die Strahlenbelastung höher ist.

Olivenöl hilft!
In Ländern des Mittelmeerraumes tritt Osteoporose wesentlich seltener als bei uns auf. Ein Grund ist sicherlich in der mediterranen Küche zu finden. Dazu gehört selbstverständlich in großer Menge Olivenöl, das sich nachweislich positiv auf den Knochenbau auswirkt.

Innere Anwendung
Nutzen Sie deshalb Olivenöl in Ihrer Küche. Noch besser:
Nehmen Sie dreimal täglich einen Teelöffel Olivenöl ein, um Ihr Knochensystem optimal zu unterstützen.

Paradontitis

Beschreibung:
Die Parandontitis ist eine entzündliche Erkrankung des Zahnbettes, die weit reichende Folgen haben kann. Begünstigt wird ihre Entstehung durch übermäßigen Zahnbelag, der sich aus Speiseresten und Speichel sowie aus Bakterien (*die schädigende Säuren für den Zahnschmelz bilden*) zusammensetzt. So entsteht Karies.
Der nächste Schritt folgt rasch: Das Zahnfleisch entzündet sich. Es ist gerötet und schwillt an. Spontanblutungen können auftreten, außerdem leichter Eiterausfluss mit üblem Mundgeruch. Der Ausfluss kommt aus kleinen Zahntaschen, die sich durch den Rückgang des Zahnfleisches bilden. Und dann ist es nicht mehr weit, bis die Zähne ihren Halt verlieren. Jetzt droht Zahnverlust! Schließlich birgt die Paradontitis noch ein größeres Risiko: Bakterien können sich über dem Blutweg im Körper breit machen und im schlimmsten Fall eine Schädigung an der Herzklappe verursachen.

Was tun?
Putzen Sie Ihre Zähne regelmäßig (*dreimal täglich, nach jedem Essen*). Lassen Sie Ihre Zähne jedes halbe Jahr vom Zahnarzt kontrollieren. Bei einer Paradontitis wird er die tiefen Ablagerungen (*Plaque*) entfernen und die Wurzeln glätten. So erhält der Zahn wieder Halt und bleibt stabil im Zahnfleisch.

Olivenöl hilft!
Innere Anwendung
Um eine vollständige Mund- und Zahnhygiene zu erzielen, sollten Sie vor dem Zähneputzen die Mundhöhle mit Olivenöl richtig gut durch spülen.

Hierzu gibt es zwei Möglichkeiten:

1. **Normales Durchspülen der Mundhöhle mit Olivenöl:**
   Hierzu nehmen Sie dreimal täglich vor dem Zähneputzen einen Teelöffel Olivenöl und spülen die Mundhöhle etwa drei Minuten lang durch, dann spucken Sie das Olivenöl wieder aus. So wirken Sie Entzündungen in der gesamten Mundhöhle (*Zähne, Zahnfleisch, Mundschleimhaut*) entgegen und binden Krankheitserreger (*Bakterien*).

2. **Ölkauen oder Ölziehkur:**
   Kauen und schlürfen Sie morgens vor dem Zähneputzen 15 bis 20 Minuten lang einen Teelöffel hochwertiges, kalt gepresstes Olivenöl. Nach ungefähr 15 Minuten können Sie es ausspucken und die Zähne mit normaler Zahnpasta nachputzen. Eine Kur mit Ölkauen oder Ölschlürfen sollte gut drei Wochen dauern.

Die Erklärung für die heilende Wirkung der Mundspülung und der Ölziehkur: Olivenöl bindet Bakterien und andere Krankheitserreger. Das Kauen und Schlürfen regt nicht nur die Durchblutung der Schleimhaut und der Mandeln, sondern auch unser lymphatisches

System (*den Abwehrbereich für das Immunsystem*) an. Dieser Prozess in der Mundhöhle wirkt sich auf den ganzen Organismus positiv aus und bedeutet eine Entschlackung für den ganzen Körper.

Rheuma

Beschreibung:
Große Gelenke wie Hüfte oder Schultern können ebenso betroffen sein wie Finger oder Zehen: Wenn sich eine Entzündung wie Rheuma dort eingenistet hat, sind die betroffenen Gelenke nur noch eingeschränkt beweglich. Sie „glühen“ vor Wärme und schmerzen manchmal gewaltig.

Übrigens:
Auch Herz, Nieren, Augen und andere Organe können von Rheuma befallen sein. Die Krankheit kann in vielen Fällen auch chronisch werden.
Bei „Rheuma“ handelt es sich um einen Sammelbegriff für viele rheumatische Erkrankungen. Zu all diesen Erkrankungen gehören die Chronische Polyarthritis, Arthrosen, Erkrankungen des Muskel- und Skelettsystems sowie Morbus Bechterew.
Bei Rheuma gibt es keine Altersbegrenzung. Daher ist es möglich, dass auch Kleinkinder betroffen sind.

Was tun?
Die Behandlung ist je nach Schweregrad unterschiedlich. Zunächst einmal ist wichtig zu wissen, ob man familiär vorbelastet ist: Rheuma ist genetisch bedingt, man kann die Krankheit also „erben“. Sollten Sie unerklärliche Schmerzen verspüren oder eine Morgensteifigkeit im Bewegungsapparat feststellen, gehen Sie am besten gleich zum Facharzt (*Rheumatologen*). Je früher eine rheumatische Erkrankung festgestellt wird, desto besser und wirksamer kann eine gezielte Therapie einsetzen.

Spezielle Untersuchungen werden dann durchgeführt:

· die Blutsenkung (*BKS-Untersuchung*) gibt einen Hinweis auf einen krankhaften Prozess im Körper
· das Blutbild gibt Aufschluss über eine erhöhte Anzahl von weißen Blutkörperchen (*Hinweis auf eine mögliche Infektion*)
· bei Gicht wird im Blut und Urin der Harnsäuregehalt getestet
· in seltenen Fällen wird das Gelenk punktiert (*mit einer Hohlnadel wird Flüssigkeit entnommen*)
· möchte der Arzt in das Gelenk hineinschauen, muss er eine Arthroskopie (*Gelenkspiegelung*) durchführen
· eine Röntgenuntersuchung gibt Aufschluss über eine Zerstörung der Gelenkoberfläche oder den Schwund des festen Knochengewebes

Das optimale Ziel der Behandlung ist die Heilung der Krankheit. Zumindest wird aber versucht, die Krankheit zum Stillstand zu bringen oder wenigstens das Fortschreiten zu verzögern.
Deshalb werden entzündungshemmende Medikamente und auch Arzneimittel, die eine Fehlsteuerung des Immunsystems unterdrücken, verordnet. Es gilt, die Schmerzen zu lindern, die Beweglichkeit zu verbessern und die Lebensqualität optimal zu gestalten.

Im fortgeschrittenen Stadium der Krankheit ist meistens eine Operation erforderlich. Je nach Krankheitsbild wird entweder ein künstliches Gelenk eingesetzt oder aber eine Gelenkversteifung durchgeführt.
Ziel ist in jedem Fall, die Schmerzen zu verringern.

Olivenöl hilft!

Innere Anwendung

Verwenden Sie Olivenöl bei der täglichen Speisenzubereitung. Bei akuten Beschwerden dreimal täglich einen Teelöffel Olivenöl einnehmen. Eine Studie der Universität Athen ergab: Wer regelmäßig seine Speisen mit Olivenöl zubereitet, senkt das Rheuma-Risiko um 75 %. Menschen, die selten oder nie Olivenöl einnehmen, haben ein 2,5- fach erhöhtes Risiko, an Rheuma oder Arthritis zu erkranken.

Schlafstörungen

Beschreibung:
Vielen von uns ist das Problem bekannt: Man liegt im Bett und kann nicht einschlafen oder hat Durchschlafprobleme. Man wälzt sich im Bett hin und her, sucht eine optimale Position zum Einschlafen, aber es gelingt nicht. Man steht auf und versucht sich abzulenken. Dann legt man sich wieder hin und versucht wieder einzuschlafen (*wälzt sich, quält sich, usw.*).

Was tun?
Um einen gesunden Schlaf zu finden, sollten Sie folgende Hinweise beachten:

- **die Schlafumgebung:**
  Um innere Ruhe zu finden, sollte es leise sein. Die Matratze muss für Ihren Körper (*Rücken*) bequem und dem Körpergewicht angepasst sein.
- **Sport:**
  Jeder Mensch ist anders. Die körperliche und psychische Belastbarkeit ändert sich zusätzlich im Laufe des Lebens. Deshalb sollte man Sport nach Absprache mit einem Therapeuten durchführen. Regelmäßige Bewegung wirkt sich regulierend auf den gesamten Organismus aus und fördert den Schlaf.
- **Üppige Mahlzeiten am Abend:**
  Darauf sollten Sie unbedingt verzichten. Falls Sie noch Appetit haben, essen Sie einen Apfel, der wirkt leicht und erfrischend. Er hinterlässt vor allen Dingen kein drückendes Völlegefühl.
- **Das Lüften des Schlafbereichs**:
  Dieser Punkt ist sehr wichtig. Sauerstoff ist die Energie für unseren Organismus. Die Zimmertemperatur sollte nicht zu warm sein, am besten sind etwa 18 Grad Celsius.
- **Stress:**
  Stress bei der Arbeit oder mit dem Partner ist ungesund und verhindert einen guten Schlaf. Versuchen Sie schnellstmöglich, den Stress

„abzustellen".

- **Herzpoltern:**
  Ist auch ein Symptom, das beim Schlafen auftreten kann. Fragen Sie am besten einen Herz-Spezialisten. Sollten Sie an arteriosklerotischen Veränderungen leiden, lassen Sie Ihre Blutfette (*z.B. Cholesterin*) kontrollieren.
- **Alternativmediziner wissen**:
  Wasseradern unter dem Schlafplatz können auf den Organismus eines Menschen störenden Einfluss haben und seinen Schlaf negativ beeinflussen. Lassen Sie Ihr Schlafzimmer von einem Rutengänger (*Radiästhesisten*) „untersuchen".

Olivenöl hilft!

Innere Anwendung

Olivenöl wirkt sich regulierend auf das gesamte Herz-Kreislauf-System aus. Eine verbesserte Durchblutung hilft, ruhigen Schlaf zu finden und so dem Körper die Erholung zu geben, die er braucht.

Nehmen Sie jeden Abend vor dem Zubettgehen einen Teelöffel Olivenöl ein. So werden Sie garantiert auch einen gesunden Schlaf erzielen.

Schlaganfall

Beschreibung:

Am Anfang stehen falsche Ernährung, zu wenig Bewegung, zu viel Rauchen, Stress, hohe Cholesterinwerte oder Diabetes mellitus (*Zuckerkrankheit*). Das führt zu Ablagerungen in den Adern, die verkalken.

Entweder bildet sich ein Blutpfropfen bis zum Gefäßverschluss oder aber die mürbe gewordene Arterie reißt. Das ist ein Schlaganfall. Lebensgefahr! Das Gehirn wird nicht mehr ausreichend mit lebensnotwendigem Sauerstoff versorgt, lebenswichtige Gehirnzellen sterben ab.

Was tun?

Die ersten Warnsignale für einen beginnenden Schlaganfall sind:

· Schwindelgefühl
· Gleichgewichtsstörungen
· Sehstörungen
· Sprachstörungen
· starke, plötzlich auftretende Kopfschmerzen
· Lähmungserscheinungen in Armen, Beinen oder der Körperhälfte (*Achtung! Die Lähmungserscheinungen können mit oder ohne Taubheitsgefühl auftreten*).

Sollten sich bei Ihnen diese Symptome zeigen, suchen Sie umgehend einen Arzt auf und lassen Ihren allgemeinen Gesundheitszustand abklären.
Um das Risiko eines Schlaganfalls zu senken, sollten Sie in regelmäßigen Abständen (*vierteljährlich*) Ihren Blutdruck bei Ihrem Apotheker oder Arzt messen lassen. Es gibt viele Menschen, die an einem erhöhten Blutdruck leiden und es nicht wissen.

Weitere Möglichkeiten, um die Gefahr eines Schlaganfalls zu reduzieren:

· Rauchen einstellen
· Spaziergänge an der frischen Luft
· Bewegung oder Sport (*unter Anleitung*)
· auf einen ausgeglichenen Blutdruck achten
· gesunde Ernährung (*viele Vitamine, Mineralien und Spurenelemente*)
· keine schlechten Fette (*nur Olivenöl benutzen*)

Im Notfall! *(der Schlaganfall ist aufgetreten):*
Jede Sekunde zählt! Alarmieren Sie sofort den Notarzt! Lebensgefahr!

Leisten Sie sofort Erste Hilfe:
· Atemwege bei dem Betroffenen frei halten (*falls Zahnprothese vorhanden, diese sofort entfernen*)
· bei Herzstillstand: Widerbelebungsmaßnahmen beginnen
· den Erkrankten in die stabile Seitenlage bringen
· für Ruhe sorgen und warten bis der Notarzt eintrifft

Die weitere Behandlung findet dann in einem Krankenhaus statt. Dort werden verschiedene Untersuchungen durchgeführt, z.B. eine Computertomographie des Schädels, die Aufschluss über den betroffenen Bereich des Gehirns gibt, wo der Schlaganfall (*Riss und Einblutung oder Verschluss eines Blutgefäßes*) aufgetreten ist. Je nachdem, welches Gehirnzentrum betroffen ist, werden später Folgebehandlungen (*Reha-Maßnahmen*) notwendig: Z.B.Krankengymnastik, Logopädie (*Sprachschule*) und Ergotherapie (*Bewegungen des Alltags wieder erlernen*). Ziel aller Behandlungen eines an Schlaganfall erkrankten Menschen ist es, seine Selbstständigkeit wieder herzustellen.

Olivenöl hilft!
Olivenöl enthält einfach ungesättigte Fettsäuren. Diese regulieren das Gesamt-Cholesterin. Es senkt das schlechte LDL-Cholesterin (*welches das Blut verfettet*) und erhöht gleichzeitig das gute HDL-Cholesterin (*welches das Fett in die Leber abtransportiert und dort abbaut*). So sorgt Olivenöl für eine natürliche Blutverdünnung, die sich auf alle Blutgefäße verjüngend auswirkt. Aber auch andere hochwirksame Inhaltsstoffe (*z.B. Vitamine, Mineralien, Spurenelemente und Flavonoide*) sind im Olivenöl enthalten. Es führt damit dem gesamten Organismus entzündungshemmende und durchblutungsfördernde Wirkstoffe zu.

Innere Anwendung
Nehmen Sie dreimal täglich einen Teelöffel Olivenöl ein und verwenden Sie Olivenöl konsequent in Ihrer Nahrungskette: So gehen Sie einer frühzeitigen Alterung der Blutgefäße aus dem Weg.

Schluckauf

Beschreibung:
Unter der Lunge liegt das Zwerchfell, eine große Muskelplatte, die beim Atmen hilft. Wenn dieser Muskel unregelmäßig zuckt, wird Luft ruckweise in die Lunge gesaugt – man bekommt einen Schluckauf. Damit nicht zu viel Luft in die Lunge strömt, schließt sich eine Klappe in der Luftröhre. Sie schneidet dabei den Luftstrom so plötzlich ab, dass der ganze Körper zuckt. Durch das „Zuschlagen" der Klappe entsteht das Schluckauf-Geräusch.

Es gibt mehrere Ursachen für einen Schluckauf:
· Veränderungen in der Speiseröhre
· Vergrößerung der Lymphknoten
· Erkrankungen im Zwerchfellbereich
· Erweiterung des Magens
· Entzündung der Bauchspeicheldrüse
· zu hoher Alkoholkonsum
· zu starkes Rauchen

Was tun?
Der Volksmund kennt viele Möglichkeiten, Schluckauf zu beseitigen, z.B. im Kopfstand ein Glas Wasser trinken, Luft anhalten usw.. Die Medizin empfiehlt: tief atmen, die Luft so lange wie möglich anhalten, trockenes Schlucken, Schlucken von Eiswasser oder Brechreiz erzeugen. Diese Methoden erzeugen einen Hemmreflex. Wenn der Schluckauf nach kurzer Zeit nicht wieder verschwindet, sollten Sie einen Arzt aufsuchen. Er wird die Ursache feststellen und kann bei hartnäckigem Schluckauf beruhigende Medikamente verordnen.

Olivenöl hilft!
Innere Anwendung
Eine sehr effektive Hilfe: Nehmen Sie einen Teelöffel Olivenöl ein und trinken Sie sofort danach ein Glas lauwarmes Wasser. Durch die

Wärme des Wassers und die krampflösende Wirkung des Olivenöls wird sich der Schluckauf schnell beruhigen.

Schnittwunde / Schnittverletzung

Beschreibung:
Ein Schnitt mit einem scharfen Gegenstand und schon ist die Haut verletzt. Je nach Tiefe des Schnitts kann dabei eine erhebliche Menge an Blut fließen.

Was tun?
Erste Maßnahme:
· Wunde unter fließendes Wasser halten und Keime ausspülen.
· Dann die Wunde mit einem Pflaster oder Verband schließen.
· Bei starker Blutung (*wenn ein größeres Blutgefäß bei dem Schnitt durchtrennt wurde*), den verletzten Arm oder das verletzte Bein hochlegen, um den Blutverlust schneller zu stillen und den Kreislauf stabil zu halten.
· Bei der Verletzung einer Arterie sollte man die Wunde mit einem sterilen Verband abdrücken, um einen zu großen Blutverlust zu verhindern.
· Helfer sollten beim Umgang mit offenen Wunden stets Schutzhandschuhe tragen, um eine Infektion (*HIV oder Hepatitis*) zu vermeiden.

Olivenöl hilft!
Äußerliche Anwendung
Bei kleineren Verletzungen, wie z.B. Schürfwunden durch Stürze, ist es möglich, die entstandene Wunde mit Olivenöl zu versorgen. Das Öl wirkt einer Entzündung entgegen und sorgt für eine rasche Abheilung. Man kann dem Olivenöl auch ätherische Öle beigeben:
Mischen Sie 10 ml Olivenöl mit 0,5 ml Ringelblume (*Calendula*). Damit wird die Wunde schneller heilen.

Schuppenflechte (*Psoriasis*)

Beschreibung:
Die Schuppenflechte ist eine angeborene Stoffwechselkrankheit. Sie kann lange verborgen bleiben und kann Generationen überspringen – bis zum Tag, an dem sie sich das erste Mal zeigt. Betroffen sind meistens Ellenbogen, Knie, Kreuzbein-Bereich und Kopf. Anfangs sind kleine gerötete Flecken an verschiedenen Stellen des Körpers zu sehen, die stark jucken. Die Hautstellen können jedoch nach Wochen bis Monaten wieder abheilen.

Die Mediziner kennen verschiedene Formen der Krankheit:

- **Psoriatische Erythodermie**:
  Die Haut ist gerötet, verdickt, an Gelenken reißt die Haut, dazu kommt starker Juckreiz, Fieber und Kälteempfindlichkeit.
- **Psoriasis pustulosa:**
  Dabei bilden sich Pusteln /Bläschen, deren Inhalt jedoch nicht anstekkend ist.
- **Typ Königsbeck-Barber**:
  Diese Form tritt nur an Fußsohlen oder Handtellern auf. Die Haut brennt und schmerzt. Auch Nagelveränderungen können auftreten.
- **Typ von Zumbusch:**
  Dieser Typ beginnt mit Fieber und Schüttelfrost, danach treten am ganzen Körper Pusteln auf. Es bilden sich eitrige Krusten aus den Schuppen. Genitalien und die Mundschleimhäute können befallen sein.
- **Psoriasis Arthritis:**
  Es handelt sich um Entzündungen in verschiedenen Gelenken (*Finger, Fuß usw.*), aber auch Sehnen und Bänder können betroffen sein. Es ist also nicht allein eine Hauterkrankung, sondern eine Form von Rheuma. Deshalb ist nicht nur der Hautarzt gefordert, sondern auch der Rheumatologe.

Der Hautstoffwechsel ist bei einem Psoriatiker siebenmal schneller als bei einem gesunden Menschen.

Was tun?
Eine Hautreizung sollte vom Arzt untersucht werden. Er wird schnell herausfinden, ob es sich um eine Schuppenflechte handelt. Dann werden die betroffenen Hautstellen zunächst entschuppt und mit Medikamenten behandelt. Manchmal sorgen kortisonhaltige Medikamente für eine schnelle Linderung. Sie sollten wegen der Nebenwirkungen jedoch wirklich nur bei starker Schuppenflechte eingesetzt werden. Lassen Sie sich auf jeden Fall von Ihrem Arzt oder Apotheker aufklären.

In der alternativen Medizin gibt es eine ganze Reihe von Behandlungsmethoden z.B.:

- **Steinkohlenteer:**
  Es hemmt die Zellteilung und wirkt gegen Entzündungen. Es lindert den Juckreiz. Doch Vorsicht: Nicht bei roten und nässenden Stellen verwenden! Bei kleinen Kindern und während der Schwangerschaft ist ebenfalls darauf zu verzichten. Steinkohlenteer ist rezeptpflichtig und darf nur unter ärztlicher Kontrolle angewendet werden.
- **Balneo-Phytotherapie**:
  Es handelt sich um Bäder mit salzhaltigem Wasser in Kombination mit Bestrahlung. Für die Bäder wird entweder Solesalz, Kochsalz oder Salz aus dem Toten Meer verwendet.
- **Phototherapie:**
  Hier wird eine spezielle Bestrahlung mit bestimmten Lichtwellen auf die Haut drei- bis viermal pro Woche durchgeführt. Dieser Effekt ist mit dem normalen Sonnenlicht nicht zu erzielen.
- **Kur-Aufenthalt am Toten Meer:**
  Das Baden im Toten Meer schenkt vielen Schuppenflechte-Patienten eine lang anhaltende Linderung.
- **Ernährung:**
  Es gibt zwar keine spezielle Diät bei einer Schuppenflechte, dennoch

reagiert die Haut mancher Betroffenen auf bestimmte Lebensmittel negativ. Eine Testung auf die beobachteten Lebensmittel durch einen Arzt oder Heilpraktiker kann schnell Aufschluss geben.

Olivenöl hilft!

Innere Anwendung

Vitamine, Mineralien und Spurenelemente – all diese heilfördernden Wirkstoffe befinden sich im Fruchtfleisch der Olive. Olivenöl reguliert den Magen-Darm-Trakt, regt auch Leber und Nieren an, und entlastet dadurch das Entgiftungsorgan Haut.

Folge:

Die Haut kann sich wieder etwas beruhigen und abheilen.

Tipp:

Nehmen Sie dreimal täglich einen Teelöffel Olivenöl ein. Um sicher zu gehen, dass Sie nicht allergisch reagieren, reiben Sie etwas Olivenöl auf die Armbeuge. Fängt die Stelle nach ungefähr 20 Minuten nicht an zu jucken und bildet sich keine Quaddel, sind Sie nicht allergisch.

Äußerliche Anwendung

Tupfen Sie die entzündeten Stellen mehrmals täglich mit einer sterilen Kompresse ab. Olivenöl wirkt gegen die Entzündung, pflegt und beruhigt die Haut.

Aber Vorsicht ist auch hier geboten:

Eine Überempfindlichkeit der Haut könnte möglich sein. Nehmen Sie deshalb zunächst nur ganz wenig Olivenöl und betupfen Sie einen kleinen Bereich des inneren Unterarms. Erkennen Sie keine allergische Reaktion *(Jucken, Quaddelbildung)*, können Sie das Olivenöl bedenkenlos benutzen.

Schwindel / Schwindelgefühle

Beschreibung:
Eigentlich handelt es sich bei Schwindelgefühlen um eine Wahrnehmungstäuschung. Links ist plötzlich rechts, rechts ist links, oben = unten und unten = oben. Die Welt wankt, dreht sich und gerät aus den Fugen.

Ursache kann eine Durchblutungsstörung im Innenohr sein, wo unser Gleichgewichtszentrum liegt. Oder es kommt von den Augen – dann spricht man von „visuellem Schwindel“: Die Augen melden einen Stillstand, während die Ohren Bewegungen wahrnehmen. Z.B. im Auto auf einer kurvenreichen Strecke: Das Ohr nimmt die Geräusche der Kurvenfahrt wahr, die Augen dagegen sehen im Innenraum des Fahrzeugs Stillstand. So entsteht eine Differenz der Empfindungen und es kommt zu Übelkeit und Schwindel. Auch eine dauerhaft zu hohe Metall-, Quecksilber- oder Blei-Belastung kann zu Schwindel führen.

Weitere Ursachen für Schwindelanfälle:
· Halswirbelsäulenblockaden
· Blutdruckschwankungen
· Schlaganfall
· Multiple Sklerose
· Hirnhautentzündungen
· Erhöhung des Augeninnendrucks
· Schläge auf das Ohr (*Verletzungen*)
· zu niedriger oder zu hoher Blutdruck
· Migräne
· Medikamente gegen zu hohen Blutdruck (*der dadurch zu schnell gesenkt wird*)
· Antidepressiva
· ständige Einnahme von Schlafmitteln

Was tun?
Gegen Schwindelgefühle beim Autofahren hilft nur eins: anhalten und tief durchatmen.
Bei allen anderen Schwindelgefühlen sollten Sie sofort einen Arzt aufsuchen. Er wird den Blutdruck messen, ein Elektrokardiogramm durchführen und die Reflexe testen. Wird die Ursache nicht gefunden, sind weitere Untersuchungen nötig, z.B. Computertomographie, Elektro- und Enzephalogramm. Empfehlenswert sind auch zahnärztliche Untersuchungen auf Paradontitis oder Metalle im Mund.

Ist die Ursache gefunden, helfen in der Regel Medikamente weiter. In der alternativen Medizin wird die Sauerstofftherapie, Akupunktur oder Homöopathie angewendet.

Olivenöl hilft!
Ist eine gestörte Durchblutung im Innenohr oder der Halswirbelsäule die Ursache Ihrer Schwindelgefühle, können Sie mit Hilfe von Olivenöl schnell eine Besserung erreichen.

Innere Anwendung
Nehmen Sie dreimal täglich einen Teelöffel Olivenöl. So unterstützen Sie die Durchblutung Ihres Körpers. Olivenöl wirkt positiv auf das gesamte Cholesterin. Das schlechte LDL-Cholesterin wird gesenkt, das gute (*HDL*) gesteigert – so wird Ihr Blutkreislauf in Schwung gehalten. Gut möglich, dass das Schwindelgefühl ganz schnell völlig verschwindet.

Sonnenbrand

Beschreibung:
Wenn wir zu nahe an ein Feuer kommen und uns zu verbrennen drohen, zucken wir zurück (*das ist ein Schutzreflex*). Wenn wir uns zu

lange der Sonne aussetzen, droht ebenfalls eine Verbrennung, aber wir merken es anfangs nicht und reagieren deshalb nicht oder zu spät. Wird Haut über 65 Grad Celsius erhitzt, droht – je nach Hauttyp und Zeitdauer – ernster Schaden. Bei leichter Rötung spricht man von Stadium 1. Bei Stadium 2 bilden sich Blasen; tiefere Hautschichten sind verbrannt.

Was tun?
Vorbeugende Maßnahmen:

1. **Benutzen Sie vor dem Sonnenband ein Sonnenschutzmittel** (*mit ausreichendem Lichschutzfaktor*)!

2. **Nicht zu lange in der Sonne aufhalten** (*öfter den Schatten aufsuchen)!*

Sollte dennoch ein Sonnenbrand entstanden sein, dann:

1. **erste Maßnahme:** Gehen Sie bei den ersten Anzeichen eines Sonnenbrands sofort aus der Sonne.

2. **bei Stadium 1**: die Haut abkühlen, hautpflegende und feuchtigkeitsspendende Mittel verwenden

3. **bei stärkerem Sonnenbrand:** Haut sofort mit kaltem Wasser oder Buttermilch abkühlen und schnellstens einen Arzt aufsuchen.

Olivenöl hilft!
Äußerliche Anwendung
Hochwertiges Olivenöl enthält wichtige Heilstoffe, die zur Regenerierung der verletzten Hautschichten beitragen. Beachten Sie unbedingt, dass Sie die betroffenen Hautstellen erst mit Wasser oder Buttermilch abkühlen (*nicht mit Olivenöl, das wärmt zusätzlich*).

Nach einigen Tagen, wenn die Entzündung abgeklungen ist, hilft

Olivenöl, die Haut besser und schneller zu regenerieren. Man kann dem Olivenöl auch einige ätherische Ölen beigeben, um die heilende Wirkung zu erhöhen: 10 ml Olivenöl mit 0,1 bis 0,5 ml Calendulaöl (*wirkt gegen Entzündung*) sowie 1 ml Lavendelöl (*wirkt beruhigend*) mischen.

Tennisarm

Beschreibung:
Wenn die Streckmuskulatur des Unterarmes und der Hand häufig überlastet wird, kann das fatale Folgen haben: Die Muskulatur verweigert ihre Dienste. Arm und Hand können nur noch eingeschränkt bewegt werden und die Bewegung schmerzt stark. Das Leiden kann schnell chronisch werden, da die Arme ständig benutzt werden und die Muskulatur keine Ruhepause hat.

Die Folge:
Im Ansatzbereich der Muskulatur entstehen Vernarbungen, die wiederum zu entzündlichem Narbengewebe führen.

Ein Tennisarm (*medizinisch: Epicondylitis*) ist eine Entzündung oder Veränderung des betroffenen Gewebes im Ellbogen und gesamten Unterarms. Betroffen sind meistens Menschen über 35 Jahre. Handwerkliche Arbeiten, aber auch das Aufhängen von Gardinen begünstigen die Erkrankung. Außerdem Tennis spielen – deshalb auch die Bezeichnung „Tennisarm“.

Was tun?
Bei den ersten Schmerzen: Arm ruhig stellen! Der Arzt verschreibt ein entzündungshemmendes Medikament. Sollten die Schmerzen nicht nachlassen, muss der Arm eingegipst werden, damit er eine Weile völlig ruhig gestellt wird.

Olivenöl hilft!
Äußerliche Anwendung
Reiben Sie zusätzlich (*bei den ersten Anzeichen eines Tennisarms)* den Schmerzpunkt viermal täglich mit Olivenöl ein. Die hochwirksamen Inhaltsstoffe sorgen für eine verbesserte Durchblutung und eine angenehme Wärme. Die Entzündung wird über die Lymphbahnen besser abtransportiert, die Schmerzen verschwinden schneller.

Thrombose (*Blutgerinnsel)*

Beschreibung:
Und plötzlich fließt das Blut nicht mehr richtig: An irgendeiner Stelle im Körper hat sich durch ein Blutgerinnsel (*Thrombus*) ein Blutgefäß verschlossen. Wie kann das passieren?

Die Bildung von Thrombosen wird begünstigt durch:
· Rauchen
· Hormonbehandlungen (*dazu zählt auch die Pille*)
· und zu wenig Bewegung über einen längeren Zeitraum (*langes Liegen nach einer Operation z.B., aber auch das lang andauernde starre Sitzen während einer Reise*)

Meistens entsteht eine Thrombose in den Beckenvenen oder in den tiefen Beinvenen.

Die große Gefahr dabei:
Das Blutgerinnsel löst sich, fließt mit dem Blutstrom Richtung Herz. Dort angekommen, rutscht es in die Lungenarterie, verstopft sie. Das Herz muss heftiger pumpen, kämpft gegen den Widerstand beim Blutfluss an – Überlastung droht, absolute Lebensgefahr!
Eine Thrombose in den tief liegenden Venen ist besonders gefährlich!

Sie zeigt sich in der Regel durch:
· eine Schwellung
· durch Schweregefühl
· und Schmerzen im Bein

Aber es kann auch sein, dass keine auffälligen Beschwerden warnen. Bei den oberflächlichen und eher harmlosen Thrombosen verdicken die Venen. Man kann die roten Stränge unter der Haut ertasten.
Manchmal schmerzen die Arme stark und an der Hautoberfläche zeigen sich deutlich die Venen.

Was tun?
Gehen Sie beim ersten Verdacht auf eine Thrombose sofort zum Arzt! Der wird verschiedene Untersuchungen (*Röntgen, Duplex-Sonographie*) durchführen, um erkennen zu können, ob die Beschwerden wirklich durch ein Blutgerinnsel entstanden sind. Ist dies der Fall, wird der Arzt gerinnungshemmende Medikamente verschreiben.

Sie können selbst dazu beitragen, die Thrombose-Gefahr zu reduzieren:
· lassen Sie bestehende Krampfadern regelmäßig von einem Arzt untersuchen
· bewegen Sie sich nach einer Operation so bald wie möglich
· gehen Sie auf längeren Reisen auf und ab; machen Sie Streck- und Dehnübungen

Und denken Sie daran:
Rauchen, Übergewicht und die Anti-Baby- Pille erhöhen die Thrombose-Gefahr!

Olivenöl hilft!
Innere Anwendung
Olivenöl wirkt dank seiner Bestandteile in einzigartiger Weise sehr

vielseitig auf den gesamten Organismus. Nehmen Sie deshalb dreimal täglich einen Teelöffel Olivenöl. So unterstützen Sie die Durchblutung Ihres Körpers. Olivenöl wirkt positiv auf das gesamte Cholesterin. Einfach, ungesättigte Fettsäuren, die im Olivenöl enthalten sind, senken das schlechte LDL-Cholesterin (*welches das Blut verfettet*) und steigern das gute HDL-Cholesterin (*welches das Cholesterin zur Leber abtransportiert und dort abbaut*). So wird ihr Blutkreislauf positiv in Schwung gehalten.

Äußerliche Anwendung
Bei Venenleiden, wie z.B. Krampfadern, sollten Sie die befallenen Stellen täglich einmal mit Olivenöl einreiben. Es wirkt nicht nur durchblutungsfördernd, sondern auch entzündungshemmend (*durch Vitamin E*). Tränken Sie ein Blatt Küchenrolle mit Olivenöl, legen Sie es locker auf die betroffene Stelle und decken Sie ein Handtuch darüber. Und nun lassen Sie das Olivenöl eine Stunde einwirken. Danach werden Sie feststellen, dass die betroffene Stelle weicher und viel vitalisierter ist. Olivenöl ähnelt in seiner Zusammensetzung sehr stark unserem Unterhautfettgewebe und ist deshalb so gut verträglich und wirksam.

Trigeminusneuralgie

Beschreibung:
Der Trigeminus setzt sich aus drei Nerven-Ästen am Kopf bzw. im Gesicht zusammen. Ist einer gereizt oder entzündet, tut das höllisch weh. Die Schmerzattacken, die meistens halbseitig im Gesicht zu spüren sind, können auch schubartig auftreten. Betroffen ist in der Regel der Nerven-Ast am Oberkiefer und in der Wange zusammen mit dem Nerven-Ast im Unterkiefer. Seltener ist der Nerven-Ast in der Stirn Ursache der extremen Schmerzen.
Die Ursache für das Entstehen einer solchen Nervenentzündung (*die Trigeminusneuralgie genannt wird*), ist noch nicht eindeutig geklärt.

Man vermutet, dass es sich um eine Überreizung von Nerven handelt, die in ihrer gewohnten Aktivität nicht mehr richtig funktionieren.

Was tun?
Bei plötzlich auftretenden Gesichtsschmerzen, sollten Sie schnellstens einen Nervenarzt (*Neurologen*) aufsuchen. Er wird krampflösende, entzündungshemmende oder auch anti-epileptische Medikamente verordnen, die Linderung verschaffen.

Auf jeden Fall sind umfangreiche Untersuchungen notwendig:
· eine neurologische Untersuchung
· eine Röntgenaufnahme der Schädelbasis
· eine Computertomographie
· eine Kernspintomographie
· und evtl. eine Hirnwasseruntersuchung (*Liquordiagnostik*)

Eine schnelle Möglichkeit, die Nerven zu beruhigen, bietet die Lokalanästhesie. Dabei werden die Austrittspunkte der Nerven mit einem Betäubungsmittel angespritzt.

Die Naturheilkunde hat einige Therapien gefunden, mit der Betroffene Hilfe finden können:
· **Neuraltherapie:**
Ein Koffein-Präparat, das der Körper selber wieder abbauen kann, wird an die Nervenenden gespritzt.
· **Blutegeltherapie:**
Blutegel werden an den Nervenpunkten angesetzt. Sie saugen Blut ab. Dadurch wird Druck von den Nerven genommen. Sollte eine Entzündung in den Nerven stecken, wird sie sich durch das Abbluten schneller zurückbilden.
· **Behandlung mit Enzymen:**
Tierische Enzyme (*im Schlangengift enthalten*) oder pflanzliche (*aus der Ananas*) werden über Tabletten oder mit Spritzen zugeführt.

- **Akupunktur:**
  Kleine Nadeln werden an verschiedenen Punkten am Körper und am Ohr gesetzt. Dies beruhigt die Nerven und nimmt die Schmerzen.

Olivenöl hilft!
Äußerliche Anwendung
Reiben Sie zusätzlich den Schmerzpunkt viermal täglich mit Olivenöl ein. Die hochwirksamen Inhaltsstoffe beseitigen die Entzündung und sorgen für eine verbesserte Durchblutung. Eine angenehme Wärme entsteht. Sie verbessert den Abtransport der Entzündung über die Lymphbahnen.

Übergewicht (*Fettleibigkeit, Adipositas*)

Beschreibung:
Wenn sich der Mensch zu wenig bewegt oder falsch ernährt, werden die Kohlehydrate nicht verbrannt, sondern gespeichert. Der Mensch wird dick und fett.

Das hat fatale Folgen:
Knochen, Bänder und Sehnen – der gesamte Bewegungsapparat – werden durch das Übergewicht zu stark belastet und verschleißen schnell. Außerdem steigen die Blutfette, die sich an den Wänden der Blutgefäße ablagern und Fettpfropfen (*der Mediziner spricht von Plaque)* bilden. Die Adern verlieren an Elastizität, der Blutdruck steigt – das kann die Gefäße auf Dauer zerreißen und bis zum Schlaganfall führen.

Was tun?
Erster und wichtigster Schritt:
Gewicht reduzieren. Stellen Sie Ihre Ernährungsgewohnheiten um: verzichten Sie auf Zucker und zu viel negative Fette (*Fleisch, Butter,*

Sonnenblumenöl usw.). Trinken Sie viel Wasser und achten Sie auf Kalorien. Sorgen Sie zudem für ausreichend Bewegung an frischer Luft: Jeden Tag mindestens eine halbe Stunde stramm spazieren gehen oder walken.

Olivenöl hilft!

Innere Anwendung

Es klingt paradox: Das Öl der Olive ist gut gegen Fettleibigkeit. Es unterstützt den Stoffwechsel, macht das Blut dünnflüssig und die Gefäße geschmeidig.

Deshalb:

Auch in der Phase des Abnehmens Olivenöl bei der Zubereitung des Essens verwenden.

Beauty & Wellness mit Olivenöl

Verführerische Augenblicke durch Olivenöl?

Beschreibung:
Schauen Sie sich in die Augen! Wenn Sie Ihr Gegenüber mit einem klaren, strahlenden Blick gefangen nehmen möchten, aber keine 18 mehr sind, sollten Sie der extrem zarten Haut Ihrer Augenpartie eine spezielle Pflege zukommen lassen. Wirkungsvolle Augenpflege beginnt man am besten schon ab Mitte 20, spätestens jedoch mit 30, ehe sich die ersten Fältchen und Krähenfüße zeigen. Die Pflegemaßnahmen sollten morgens und abends fester Bestandteil Ihrer Körperpflege sein.

Und so sollten Sie das Olivenöl einsetzen:

1. 15 Minuten lang warme und kalte Kompressen abwechselnd auf die Augenlieder legen. Sie müssen darauf achten, dass Sie mit der kalten Kompresse aufhören.
2. Nehmen Sie einen Tropfen Olivenöl auf die Kuppe der Zeigefingerspitze und tupfen Sie das Öl auf die Augenlider und um das Auge herum.
   Vorsicht! Es darf kein Öl in das Auge gelangen! Das Olivenöl ist für die äußerliche Anwendung gedacht. Dieses Ritual können Sie beliebig oft wiederholen. Ein schöner Anblick ist so garantiert!

Haarkuren mit Olivenöl

Beschreibung:
Ob Sie Ihr Haar kurz oder lang tragen – den Wunsch nach glänzendem und gesundem Haar mit viel Volumen haben nicht nur Frauen.

Täglicher Haarausfall von 80 bis 100 Stück ist nicht ungesund, sondern gilt als normal. Aber wie können Sie die Haare stärken, um den negativen äußeren Einflüssen etwas entgegen zu setzen?

Äußerliche Anwendung:
Für eine Haarkur verrühren Sie ein Eigelb mit zwei bis vier Esslöffeln Olivenöl. Massieren Sie mit leichten Bewegungen die Kurpackung gleichmäßig in Ihr Haar ein. Nehmen Sie nun ein Handtuch und wikkeln es vollständig um Ihren Kopf. Nach etwa 20 bis 30 Minuten waschen Sie Ihr Haar mit lauwarmem Wasser aus. Um das ganze Öl gründlich zu entfernen, waschen Sie es mit einem Shampoo nach (*Olivenshampoo ist auch im Handel erhältlich*).

Ihr Haar wird sich weicher anfühlen und mit voller Kraft wachsen. Mit dieser Haarkur beugen Sie Zellschäden der Haarspitzen vor.

Wichtig:
Mindestens einmal in der Woche diese Kur durchführen.

Hautreinigung und Pflege

Beschreibung:
Sind Sie ein dunkler oder heller Hauttyp? Haben Sie sich noch nie Gedanken gemacht, was für Ihren Hauttyp ideal ist? Eine Möglichkeit ist das Olivenöl. Wissenschaftliche Untersuchungen haben gezeigt, dass sich das Öl mit dem körpereigenen Hautschutzmantel verbindet und in tiefere Hautschichten eindringt. Das ist nur möglich, weil das Olivenöl in seiner Zusammensetzung dem Hautfett sehr ähnlich ist. Somit ist Olivenöl nicht nur für helle und dunkle Haut sehr gut, sondern auch für Jung und Alt.

Olivenöl hilft!
Nutzen Sie die positiven Wirkstoffe des Olivenöls. Reinigen und pflegen Sie Ihre Haut. Einmal täglich etwas Olivenöl auf die Haut auftragen und 20 Minuten einwirken lassen. Durch das Auftragen und Einmassieren von Olivenöl dringen wichtige Wirkstoffe in die Haut ein. Die Vitamine verlangsamen den Alterungsprozess der Hautschichten. Die Haut wirkt straffer und jünger. Nach dem Einwirken sollten Sie den Körper abduschen.

Die Anwendung von Olivenöl bei Säuglingen

Beschreibung:
Eltern stellen sich oft die Frage: Welches Hautpflegemittel ist das richtige für mein Baby? Aus einer Vielzahl von den angebotenen Produkten das passende herauszufinden, ist oft nicht einfach. Rat gibt es beim Kinderarzt oder Apotheker. Jedoch gibt es aus der Natur „das Olivenöl".
In seiner Zusammensetzung ist es der Hautstruktur sehr ähnlich und deshalb sehr verträglich.

Wann kann man dieses Naturprodukt anwenden?
· **beim Baden**:
Im warmen Wasser zu plantschen macht Kindern Spaß. Geben Sie einen Teelöffel hochwertiges Olivenöl (*Native Extra Virgin*) ins Badewasser. So pflegen Sie die Babyhaut.
Aber Vorsicht: Bevor der Nabel nicht abgeheilt ist, sollte man auf so ein Ölbad verzichten. Alternativ können Sie das Kind mit einem Waschlappen - getränkt in Wasser mit etwas Olivenöl – abwaschen oder abtupfen.
· **Als Hautöl oder Pflegeöl**:
Anstatt Cremes oder Salben können Sie Olivenöl von höchster Qualität anwenden. Achten Sie aber darauf, dass Sie nicht zuviel von dem

Olivenöl auf die zarte Kinderhaut auftragen, da das Öl sehr ergiebig ist.

Massage mit Olivenkernen (*Entschlackung der Haut*)

Beschreibung:
Haben Sie die aromatischen Oliven verzehrt? Und jetzt haben Sie die ganzen Olivenkerne übrig? Werfen Sie diese nicht in den Müll!
Nutzen Sie diese natürlichen Massagesteine! Nehmen Sie eine Handvoll Olivenkerne und massieren in kreisenden, sanften Bewegungen die Haut. Die Durchblutung wird angeregt und das Bindegewebe beginnt zu entschlacken. Danach wird die Haut mit Olivenöl eingerieben. Das ist Vitalisierung und Pflege für Körper Geist und Seele.

Massage gegen Gesichtsfalten

Beschreibung:
In unserer modernen Zeit, in der immer mehr Menschen an Allergien und Unverträglichkeiten leiden, ist eine reizlose, aber wirksame Hautpflege wichtiger denn je. Die Hautpflege mit Olivenöl wurde trotz des aktuellen Booms immer unterschätzt. Neue Untersuchungen haben nun gezeigt, dass Olivenöl (*im Verhältnis zu den klassischen Kosmetikölen)* – preiswert und aufgrund seiner Zusammensetzung geradezu ideal für unsere Haut ist.
Olivenöl hilft! Der hohe Anteil an einfachen ungesättigten Fettsäuren und die Zusammensetzung unseres Hautfetts ist sehr ähnlich. Somit wird das Olivenöl von der Haut sehr gut aufgenommen und vermischt sich mit dem körpereigenen Hydrolipidmantel (*einer dünnen Schicht auf der Haut, die aus Feuchtigkeit und Fett besteht*). Es dringt tief in die Hornschicht der Haut ein und bindet die Feuchtigkeit in den Zellzwischenräumen.

Da gleichzeitig eine Rückfettung der Haut erfolgt, verschwinden die unangenehmen Symptome der Hauttrockenheit, das Spannungsgefühl und die Hautreizung. Somit kann einer frühzeitigen Faltenbildung vorgebeugt werden.

Und so wird's gemacht:
Sie nehmen etwas Olivenöl auf beide Zeigefinger und beginnen, die Problemzone zu bestreichen. Lassen Sie das Öl einwirken und nach fünf Minuten waschen Sie es mit frischem Wasser wieder ab. Empfohlen wird, auch die Ernährung umzustellen, um den Alterungsprozess in den Körperzellen zu verlangsamen. Dafür sind jungerhaltende antioxidative Stoffe im Olivenöl verantwortlich.

Oder:
Mischen Sie den Saft einer halben Zitrone mit einem Esslöffel Olivenöl. Damit massieren Sie nun die Gesichtshaut circa fünf Minuten. Dies sollten Sie zwei- bis dreimal pro Woche durchführen. Am besten vor dem Schlafengehen, damit sich die Wirkung über Nacht in Ruhe entfalten kann. Diese pflegende Kombination hat eine glättende und straffende Wirkung.

Pflege von Narben / Vernarbungen

Beschreibung:
Narben entstehen durch größere und kleinere Verletzungen der Haut, oft durch äußere Einwirkung wie z.B. durch eine Schnitt- oder Stichwunde, Verätzungen, Verbrennungen oder Bissverletzungen. Die entstandene Spaltung oder der Riss in der Hautoberfläche wird zuerst mit einem Blutgerinnsel verschlossen.
Dieser Bereich wird dann im Laufe der Zeit mit Bindegewebe aufgefüllt. Die entstandene Narbe ist also die Folge einer Wundheilung. Sie ist zuerst rot, dann oft glänzend weiß, wulstig oder auch später kaum sichtbar. Vernarbungen können im frischen Zustand jucken und bei

Wetterveränderungen schmerzen. Narben sind für viele Menschen ästhetisch störend und ein kosmetisches Problem. Wenn eine Narbe im Bereich von Gelenken ist, kann sie auch zu funktionellen Beeinträchtigungen führen. Die Bewegung kann dann eingeschränkt sein.

Was tun?

Durch verschiedenste Methoden lassen sich Narben positiv verändern:

1. **Laserbehandlung:**
   intensive Lichtstöße verdampfen auf der Haut

2. **Chirurgische Dermabrasion:**
   die oberste Hautschicht wird mit einem speziellen Gerät abgeschliffen

3. **Mikroderm Abrasion**:
   Feinste Kristalle aus Tonerde werden auf die Hautoberfläche geschleudert und kleinste Partikel werden so entfernt

4. **Chemisches Tiefenpeeling**:
   Chemische Substanzen bringen die Haut zur Ablösung

5. **Operation:**
   Korrekturen der Narben

6. **Röntgenweichstrahlen:**
   Sie verhindern die bildende Funktion des Narbengewebes.

7. **Kryotherapie:**
   Mit flüssigem Stickstoff werden Narben bei -197 Grad Celsius vereist.

8. **Implantation:**
   Kollagengewebe wird ins Gewebe gespritzt.

Achtung!
All diese Methoden haben Nebenwirkungen. Diese können sich in Form von: Pigmentstörungen, weiterer Narbenbildung, Entzündungen oder allergischer Reaktion äußern. Deshalb ist es ratsam, sich eingehend von einem Facharzt (*Hautarzt/Chirurg*) beraten zu lassen, wenn die Überlegung zu einer Korrektur besteht.

Olivenöl hilft!
Mit Olivenöl bekommen Sie die Vernarbungen sicherlich nicht weg. Aber je nach Größe und Dicke der Narbe können Sie versuchen, das Narbengewebe geschmeidig zu bekommen.

Und so geht es:
Nehmen Sie etwas Olivenöl in die Handfläche und reiben die Vernarbung zehn Minuten in kreisenden Bewegungen ein.
Die Narbe wird nach kurzer Zeit geschmeidig und die Spannung wird verschwinden! Je nach Bedarf können Sie den Vorgang wiederholen.

Vollbad mit Olivenöl

Beschreibung:
Es ist Zeit, sich zu entspannen! Stellen Sie einige Kerzen um Ihre Badewanne auf und hören Sie Entspannungsmusik. Nutzen Sie die ruhigen Minuten in Ihrer Badewanne.
Ein entspannendes Vollbad ist eine natürliche Maßnahme zur Bewahrung Ihrer Schönheit, der Pflege Ihrer Haut und dem Erreichen von Ausgeglichenheit in Geist und Seele.

Was tun?
Geben Sie in ein Vollbad drei bis vier Esslöffel Olivenöl als Badezusatz ein. Zusätzlich können Sie 25 ml Jojobaöl und 5 Esslöffel Himalaya Kristallsalz hinzugeben. Es entspannt zusätzlich und gibt ein angenehmes Aroma.

Pflege für die Wimpern

Beschreibung:
Viele Frauen, die Wimperntusche benutzen, versuchen, ihren Augen mehr Ausdruck zu verleihen. Beim Tuschen werden die Wimpern mit Mascarapartikeln bestrichen. Doch Wimperntusche ist eine fremde Substanz. Vor allem können sich diese Partikel bei Kontaktlinsenträgerinnen auf den Linsen absetzen. Es gibt einige Anbieter von Mascara, die zu empfehlen sind.

Die Wimpern haben eine wichtige Funktion am Auge. Sie schützen die Augen vor eindringenden Partikeln oder Fremdkörpern. Aber wie könnte man diese feinen, starken Härchen pflegen?

Olivenöl hilft!
Wenn Sie Ihre Wimpern regelmäßig mit Olivenöl pflegen, werden sie robuster und schöner.
Nehmen Sie nach dem Abschminken und kurz vor dem Schlafengehen etwas Olivenöl auf beide Zeigefinger (*vorher bitte waschen oder einen Tupfer benutzen*) und massieren Ihre Wimpern ein bis zwei Minuten damit ein. Achten Sie darauf, dass kein Öl ins Auge gelangt. Am nächsten Morgen werden Ihre Augen viel frischer aussehen. Diese Pflege der Wimpern können Sie täglich wiederholen.

Fingernägel

Beschreibung:
Ob gepflegt oder schmutzig, glatt oder brüchig, lang wie Krallen oder abgeknabbert bis aufs Fleisch: Fingernägel verraten sehr viel über unsere Persönlichkeit. Dabei sind sie starken Einflüssen ausgesetzt, am häufigsten Hitze und Kälte, aber natürlich auch immer wieder Reinigungsmitteln. Schöne und gepflegte Fingernägel wünschen wir uns

alle, doch sie sind nicht einfach zu bekommen. Dafür müssen wir etwas tun!

Was tun?
Fingernägel sollten ständig gepflegt werden. Dazu gehört zunächst die regelmäßige Hygiene.

Empfehlenswert:
Gönnen Sie Ihren Nägeln ab und zu ein „Spezial-Bad“: Geben Sie den Saft einer halben Zitrone in eine Schüssel mit 0,3 Litern Wasser und tauchen Sie darin für zehn Minuten die Finger ein. Das wiederholen Sie dreimal in der Woche. Schöne, gepflegte Fingernägel werden es Ihnen danken.

Olivenöl hilft!
Baden Sie Ihre Fingernägel dreimal in der Woche in etwas Olivenöl: Füllen Sie etwas Olivenöl in eine kleine Schale und tauchen Sie Ihre Finger hinein. Oder nehmen Sie einen Pinsel und bestreichen Ihre Fingernägel. Lassen Sie die pflegenden Wirkstoffe des Olivenöls rund 15 Minuten einwirken, waschen Sie das Öl dann mit Seife wieder ab (*Pinsel für den nächsten Gebrauch mit Alkoholspray desinfizieren*).
Diese Behandlung können Sie natürlich auch Ihren Zehennägeln schenken.
Eine noch bessere Wirkung erreichen Sie, wenn Sie das Olivenöl mit ätherischen Ölen vermischen: auf 10 ml Olivenöl 0,5 ml Aprikosenkernöl, 0,5 ml Jojobaöl (*entzündungshemmend*) und 0,5 ml Weizenkeimöl (*ist reich an Vitamin E, also entzündungshemmend*).

Schwangerschaftsstreifen

Beschreibung:
Während der Schwangerschaft wird die Bauchhaut gedehnt, ja regel-

recht auseinander gezogen. Ist das Bindegewebe in der Haut schwach, verfärbt es sich, auf Grund der Belastung, streifenweise rötlich.
Manchmal bleiben diese Streifen auch nach der Schwangerschaft sichtbar und sind dann nicht mehr korrigierbar.
Betroffen sind Brüste, Bauch und Oberschenkel. In selteneren Fällen können Schwangerschaftsstreifen auch durch deutliches Übergewicht oder durch eine erbliche Veranlagung auftreten.

Was tun?
Versuchen Sie zunächst, auch während der Schwangerschaft, nicht allzu viel Übergewicht anzusammeln. Bekommen Sie Ihre Essgewohnheiten (*vor allem den Heißhunger*) in den Griff! Nehmen Sie besser mehrere kleine Mahlzeiten zu sich, als bei einer Heißhunger-Attacke den Kühlschrank leer zu futtern. Lernen Sie, bewusst zu essen!
Gleichzeitig sollten Sie durch eine spezielle Zupfmassage die Haut geschmeidig halten: Zupfen Sie mit zwei Fingern kleine Hautpartien auf Bauch, Oberschenkel und im Brustbereich hoch und lassen Sie sie wieder los. Das verbessert die Durchblutung und sorgt für einen guten Lymphabfluss im Bindegewebe.

Die Folge:
Das Bindegewebe strafft sich.

Lassen Sie sich auch von einem Apotheker beraten. Er kann Ihnen verschiedene Öle empfehlen, mit denen Sie diese leichte Zupfmassage noch wirkungsvoller durchführen können.

Olivenöl hilft!
Reiben Sie schon während der Schwangerschaft den gesamten Bauchbereich dreimal täglich mit hochwertigem Olivenöl ein: Träufeln Sie etwas Olivenöl auf die Fingerspitzen und beginnen Sie mit einer sanften, kreisenden Massage. Dann gehen Sie über in eine leichte Zupfmassage: Zupfen Sie mit zwei Fingern kleine Hautpartien *(am Bauch,*

Oberschenkeln oder der Brust) hoch und lassen Sie die Haut gleich wieder los. Sie können dem Olivenöl auch ätherische Öle beigeben, um die Wirkung zu steigern: Mischen Sie auf 10 ml Olivenöl 1 ml Jojobaöl oder 1 ml Weizenkeimöl.

Peeling mit Olivenöl

Beschreibung:
Das Peeling (*Schälung der Haut*) wird durchgeführt, um alte Hautschuppen von der Haut abzutragen. Gleichzeitig sorgen Sie durch das Peeling für eine Anregung der Durchblutung unter der Haut. So wird der Hautstoffwechsel angeregt.

Was tun?
Sie nehmen natives Olivenöl und erwärmen es leicht. Dann verrühren Sie es mit drei bis vier Esslöffeln Salz (*Meersalz oder Kochsalz*) zu einem lauwarmen Brei. Nun tragen Sie mit kreisenden Bewegungen den Brei auf die Hautstellen auf. Ein hervorragendes Peeling! Die Haut wird es Ihnen danken. Sie tragen alte Haut ab und pflegen gleichzeitig mit Olivenöl.
Das ist eine sehr gesunde und günstige Lösung.

Fettige Haut

Beschreibung:
Fettausscheidung ist, in einem „gesunden Mittelmaß“, völlig unproblematisch, sogar normal. Wenn jedoch die Gesichtshaut speckig und fettig glänzt und zudem die Poren stark vergrößert zu erkennen sind, dann empfinden das die meisten Menschen als unschön. Ursache ist eine erhöhte Produktion von Fetten, die von den Talgdrüsen ausgeschieden werden. Das ist nicht nur eine Schönheitsfrage: Dieser Hauttyp neigt zu bakteriellen Entzündungen.

Was tun?

Eigentlich ist unsere Haut sehr robust und unempfindlich. Deshalb sollte eine Pflege nicht zu aggressiv ausfallen. Es ist nicht sinnvoll, fettige Haut mit scharfen Reinigungsmitteln zu „bekämpfen“ und bringt auch nicht den gewünschten Effekt, im Gegenteil. Die Haut versucht, das Fettdefizit mit stärkerer Talgproduktion auszugleichen – ein Teufelskreislauf. Es entstehen Verhornungen in der Gesichtshaut.

Das Hautfett kann nicht mehr richtig abfließen, die Poren verstopfen, Pickel entstehen.

Lassen Sie sich von Ihrem Hautarzt oder Apotheker beraten: Es gibt spezielle Waschlotionen für fettige Haut. Im Winter sollten Sie nur eine Feuchtigkeitscreme auftragen.

Olivenöl hilft!

Olivenöl ähnelt dem Unterhautfettgewebe, enthält entzündungshemmende und pflegende Wirkstoffe, beugt Infektionen vor. Waschen Sie morgens und abends Ihr Gesicht mit kaltem Wasser. Reiben Sie es danach mit einer getränkten Olivenöl-Kompresse ab und lassen Sie die hochgesunden Wirkstoffe in die Gesichtshaut einziehen.

Um die Wirkung zu verstärken, geben Sie ätherische Öle dazu: auf 10 ml Olivenöl 0,5 ml Calendula-/Ringelblumenöl (*schützt vor Reizungen, Wundsein und Hautrötungen*). Zusätzlich können Sie dieser Mischung auch noch fünf Tropfen der Dr. Bach Original „Rescue“-Notfalltropfen beimischen: Sie wirken beruhigend auf die Haut ein.

Kochrezepte
Rund um das Mittelmeer

Ägypten

Vorspeise:

Dukka (Brotaufstrich)

Zutaten für 4 Personen:
· 125 g Sesam
· 75 g geröstete Haselnüsse oder Kichererbsen
· 50 g Koriandersamen
· 25 g Kreuzkümmel
· 1 TL Salz
· ½ TL schwarze Pfefferkörner
· 2 EL Olivenöl

Zubereitung:
Alles nacheinander anrösten. Abkühlen lassen, zerstoßen und mit dem Olivenöl vermischen.

Hauptgericht:

Reicher Reiseintopf

Zutaten für 4 Personen:
· 300 g Langkornreis
· 1 Zwiebel (*feingeschnitten*)
· 2 EL Olivenöl

- 100 g Datteln (*entsteint, halbiert*)
- 100 g Rosinen, eingeweicht
- 100 g Mandelstifte
- 750 ml Bouillon
- Salz
- Pfeffer
- 1 Zimtstange
- 1/4 TL Kardamompulver
- 2 EL Korianderkraut (*feingeschnitten*)
- 1 Zucchini
- 1 kleine Aubergine
- 4 kleine Tomaten
- 8 Lammkoteletts
- Öl zum Braten
- Pfefferminzblätter (*zum Garnieren*)

Zubereitung:
In einem ofenfesten Topf die Zwiebeln in Olivenöl andünsten, den Reis dazu geben und glasig dünsten. Datteln, abgetropfte Rosinen, Mandelstifte und die Gewürze zufügen und mit Bouillon aufgießen. Bei 200 Grad 20 Minuten im Ofen garen. In der Zwischenzeit das Gemüse waschen, putzen und in Scheiben schneiden. Die Zucchini und Auberginenscheiben in Olivenöl anbraten und warm stellen. Die Tomaten 5 bis 8 Minuten auf dem Reis im Ofen mitdämpfen.
Lammkoteletts in heißem Öl anbraten. Gemüse und Fleisch auf dem fertigen Reis anrichten und mit Pfefferminze garnieren.

Tipp:
Anstelle von Lammkoteletts können auch zur Hälfte Hühnerschenkel verwendet werden.

Frankreich

Vorspeise:

Bouillabaisse

Zutaten für 8 Personen:

· 2 EL Öl
· 1 große Zwiebel *(in Scheiben)*
· 1 Knoblauchzehe (*zerdrückt*)
· Tomaten aus der Dose, ca. 800 g
· 300 ml Fischsud
· 2 EL gehackte Petersilie (*und etwas zum Garnieren*)
· Salz und Pfeffer
· 1 Bund Suppengrün
· 500 g Sankt-Peters-Fisch (*gewürfelt*)
· 600 g Rotbarschfilet (*enthäutet und gewürfelt*)
· 350 g Lachsfilet (*enthäutet und gewürfelt*)
· 350 g Seewolffilet (*enthäutet und gewürfelt*)
· 4 Schollenfilets (*je 175 g, enthäutet, in Streifen*)

Zubereitung:

Öl in einem großen Topf erhitzen, Zwiebel und Knoblauch 5 Minuten anbraten. Tomaten (*mit Saft*), Brühe, Suppengrün, gehackte Petersilie, Salz und Pfeffer dazu geben und zum Kochen bringen. 10 Minuten köcheln lassen. Sankt-Peters-Fisch und Rotbarsch hineingeben und 5 Minuten kochen, dann Lachs und Seewolf dazugeben und weitere 5 Minuten köcheln lassen. Nun die Schollen in den Topf geben und 5 bis 10 Minuten köcheln lassen, bis alle Fischsorten weich sind. Das Suppengrün aus der Brühe nehmen, je nach Geschmack nachwürzen und die Suppe in eine Terrine umfüllen. Mit etwas Petersilie garnieren und heiß servieren. Französisches Weißbrot (*Baguette*) dazu reichen. Zubereitungszeit: 30 bis 40 Minuten.

Hinweis:
Für die Bouillabaisse können alle Fischsorten verwendet werden, jedoch müssen die Sorten mit festerem Fleisch zuerst gekocht werden, damit alle Sorten gleichmäßig weich sind. Schalentiere (*wie Muscheln und Krabben*) können ebenfalls für die Bouillabaisse verwendet werden.

Hauptgericht:

Geschmortes Kaninchen

Zutaten für 4 Personen:
· 1 Kaninchen (*küchenfertig*)
· 4 Kaninchenlebern
· 100 g Hühnerbrust
· 150 g Toastbrot
· $^1/_4$ l Milch
· 1 große Zwiebel
· 3 EL Butter
· 4 Eier
· 1 Bd. Petersilie
· 1 Bd. Basilikum
· 3 Estragonblätter
· Salz
· Weißer Pfeffer
· Muskatnuss (*frisch gerieben*)
· 6 EL Olivenöl
· 200 g Schweinerippchen
· 100 g Sellerie
· 1 Möhre
· 1 Bd. Frühlingszwiebeln
· 1 Knoblauchknolle (*ganz*)

· 2 Rosmarinzweige
· 2 Salbeizweige
· 2 Estragonzweige

Zubereitung:
Kaninchen waschen und trocken tupfen. Kaninchenlebern waschen, trocken tupfen, klein schneiden und in 2 Esslöffel Butter andünsten. Mit gehackten Kräutern durch den Fleischwolf drehen. Brot entrinden, in lauwarmer Milch einweichen und ausdrücken. Gehackte Zwiebel in 1 Esslöffel Butter glasig dünsten, mit Brot, Fleischmasse und Eiern vermengen. Mit Salz, Pfeffer und Muskat würzen. Die Innenseite des Kaninchens salzen und die Masse hineinfüllen. Die Bauchlappen nicht zu straff zunähen. Öl in einem Bräter erhitzen, Schweinerippchen darin anbraten. Kaninchen mit der Naht nach unten in den Bräter geben und im vorgeheizten Ofen bei 220 Grad 20 Minuten anbraten. Dann bei 180 Grad 1 Stunde garen.
Gemüse putzen, grob zerkleinern und mit der ganzen Knoblauchknolle und den Kräutern nach 30 Minuten zum Kaninchen geben. Öfter wenden und mehrmals mit Wasser begießen. Kaninchen und das Gemüse herausnehmen und warm stellen. $^1/_4$ l Wasser zum Bratensatz gießen und einkochen lassen. Sauce durchpassieren und zum Kaninchen reichen.

Griechenland

Vorspeise:

Auberginen Saloniki

Zutaten für 4 Personen:
· 4 mittelgroße Auberginen
· 3 EL Olivenöl
· Salz
· 2 TL Senf
· 3 Zwiebeln
· 2 Knoblauchzehen
· Salz
· 1 TL Rosmarin
· 8 EL Paniermehl
· 40 g Butter

Zubereitung:
Auberginen längs halbieren, Fruchtfleisch herauslösen und grob hacken. Öl erhitzen und Auberginenhälften von allen Seiten darin anbraten. Danach nehmen Sie diese heraus, setzen sie in eine gefettete Auflaufform, salzen und bestreichen die Auberginenhälften mit Senf. Zwiebeln und Knoblauchzehen in feine Würfel schneiden und mit dem Fruchtfleisch im Öl anbraten. Dann salzen und in die Auberginenhälften füllen. Mit Rosmarin und Paniermehl bestreuen und Butterflöckchen darauf geben. Form in den vorgeheizten Backofen setzen.

Elektroherd: mittlere Schiene. Temperatur: 200 Grad, 20 bis 25 Minuten.

Beilage: Reis.

Hauptgericht:

Griechisches Zitronenhähnchen

Zutaten für 4 Personen:
· 4 Hähnchenschenkel
· 2 Hähnchenbrüste
· Salz
· Pfeffer
· Saft von 4 Zitronen (*$^1/_8$ l*)
· 1 Knoblauchzehe (*evtl. mehr*)
· $^1/_8$ l Olivenöl
· 1 kg Kartoffeln (*kleine, mehlig kochende*)
· 500 g kleine Zwiebeln
· $^1/_4$ TL getrockneter Thymian
· 1 Bd. Basilikum
· 1 Bd. Petersilie

Zubereitung:
Hähnchenschenkel und -brüste unter kaltem Wasser abwaschen, mit Küchenpapier trocknen, mit Salz und Pfeffer würzen und in die Fettpfanne legen. Zitronensaft mit Salz, Pfeffer und gepressten Knoblauchzehen würzen, dann mit der gleichen Menge Olivenöl vermischen. Kartoffeln und Zwiebeln schälen (*nur größere evtl. halbieren*) und 5 Minuten in die Zitronen-Öl-Marinade legen. Kartoffeln und Zwiebeln zwischen die Geflügelteile legen. Alles zusammen mit der Marinade bestreichen, mit Thymian bestreuen, im Backofen garen.

Elektroherd: 180 - 200 Grad, 2. Schiebeleiste von unten,
Umluftbackofen: 160 - 180°C, 90 Minuten.

Vor dem Servieren mit gehacktem Basilikum und Petersilie garnieren. Dazu schmeckt Schafkäse und griechischer Wein.

Italien

Vorspeise:

Bruschetta al pomodoro

Zutaten für 4 Personen:
· 4 kleine Fleischtomaten (*500 g*)
· 2 Knoblauchzehen (*evtl. mehr*)
· 4 Scheiben Graubrot
· 5 EL Öl
· Salz
· Pfeffer
· 50 g Parmesan (*am Stück*)
· 16 schwarze Oliven

Zubereitung:
Tomaten waschen und die Stielansätze keilförmig herausschneiden. Den Knoblauch schälen, Brot im Toaster goldbraun rösten und mit einer Knoblauchzehe abreiben. Restlichen Knoblauch hacken. Jede Brotscheibe mit 1 EL Öl beträufeln. Tomaten in dicke Scheiben schneiden und fächerförmig auf den Brotscheiben anordnen. Die Tomaten salzen, pfeffern und mit Knoblauch bestreuen. Parmesan darüber hobeln. Jetzt die Brote mit restlichem Olivenöl beträufeln. Vor dem Servieren mit gehacktem Basilikum bestreuen und mit Oliven umlegen

Hauptgericht:

Polpettone (italienischer Hackbraten)

Zutaten für 6 Personen:
· 200 g Rindfleisch

· 150 g Kalbfleisch
· 150 g Schweinemett
· 150 g Mortadella
· 2 gekochte Pellkartoffeln
· 1 Ei
· 1 Eigelb
· 50 g frisch geriebener Parmesankäse
· Salz
· Pfeffer, frisch gemahlen
· Fett für die Form
· 2 EL Olivenöl
· 10 g Butter
· 250 g Zwiebeln
· 1 Staudensellerie
· 250 g Möhren
· 0,1 l Weißwein (*ersatzweise Brühe*)
· 1 kleine Dose Tomaten
· 1 Bd. Basilikum

Zubereitung:
Rindfleisch, Kalbfleisch, Schweinemett und Mortadella vom Fleischer zusammen durch den Fleischwolf drehen lassen. Fleisch mit abgezogenen und zerdrückten Kartoffeln, Ei, Eigelb und Käse vermischen. Aus dem Teig einen ovalen Laib formen und in eine gefettete, ofenfeste Form legen. Mit Öl und zerlassener Butter bestreichen. In den Backofen schieben, auf 200 Grad schalten und 20 Minuten braten.
Zwiebeln in Ringe schneiden. Sellerie und Möhren putzen, waschen und klein schneiden. Das Gemüse zum Fleisch geben. Das Ganze zwanzig Minuten weiterbraten. Jetzt den Wein zugießen und noch einmal 15 Minuten garen. Danach die Tomaten abtropfen lassen, durch ein Sieb streichen und zum Gemüse geben. Alles 15 Minuten weitergaren. Zum Schluss den Braten mit dem Gemüse anrichten und mit Basilikum garnieren.
Dazu: Weißbrot und Salat

Marokko

Vorspeise:

Gemüsesuppe aus Marokko

Zutaten für 8 Personen:
· 800 g Möhren
· 1 Porreestange
· 1/2 Sellerie (*250 g*)
· 2 Zwiebeln
· 2 Tomaten
· 4 EL Öl
· 1 Hühnerkeule
· 1 l Hühnerbrühe (*Instant*)
· 100 g Fadennudeln
· 1 Dose Tomatenmark (*150 g*)
· Salz
· 1 TL Curry

Zubereitung:
Gemüse waschen, putzen und klein schneiden. Zwiebeln abziehen und würfeln. Tomaten überbrühen und abziehen. 1 Liter Wasser mit dem Öl aufkochen und dann das Gemüse und die Hühnerkeule zugeben. Das Ganze zugedeckt 40 Minuten auf kleiner Hitze kochen. Die Keule herausnehmen, Haut und Knochen entfernen und das Fleisch in kleine Stücke schneiden. Jetzt die abgekühlte Suppe mit dem Gemüse im Mixer pürieren. Brühe, Nudeln und Fleisch zugeben und noch fünf Minuten kochen lassen. Tomatenmark unterrühren und mit Salz und Curry abschmecken.

Hauptgericht:

Hähnchenkeulen mit Rosinen

Zutaten für 8 Personen:

· Salz
· 5 EL Essig
· 1 Zitrone
· 8 Hähnchenkeulen
· 1 kg Zwiebeln
· 6 Knoblauchzehen
· 1 Bund glatte Petersilie
· 1 TL Curry
· frisch gemahlener Pfeffer
· 1 Tütchen Safran
· 3 EL Öl
· 100 g Rosinen
· 30 g Butter
· 3 EL Zucker
· knapp 1 TL Zimt

Zubereitung:

1,5 Liter Salzwasser mit Essig und Zitronensaft mischen und die Hähnchenkeulen damit übergießen. Eine Stunde zugedeckt stehen lassen.

Zwiebeln und Knoblauch abziehen, dann eine Zwiebel reiben und den Knoblauch in Scheiben schneiden. Die Petersilie abspülen und hacken Zwiebel, Knoblauch und Petersilie mit den Gewürzen und 1 Esslöffel Öl verrühren. Nun die Hähnchenkeulen aus dem Wasser nehmen und trocken tupfen. Danach mit der Würzmischung einreiben und eine halbe Stunde stehen lassen. 2 Liter Salzwasser mit dem restlichen Öl aufkochen. Das Fleisch etwa 30 Minuten darin kochen. Anschließend das Fleisch herausnehmen und abtropfen lassen. Restliche Zwiebeln achteln, mit 1/4 l Hühnerbrühe aufkochen.

Nun zugedeckt 20 Minuten dünsten, danach salzen und die Rosinen untermischen. Die Keulen in einen Bräter legen und mit Butterflöckchen belegen. Alles in den Backofen stellen (*auf 200 Grad schalten*) und 30 Minuten braten. Jetzt die Zwiebeln zufügen und 15 Minuten weiterbraten. Mit Zucker und Zimt abschmecken. Dazu: Weißbrot und Orangenscheiben.

Portugal

Vorspeise:

Sopa a alentejana (Arme-Leute-Suppe)

Zutaten für 4 Personen:
· 4 Weißbrotscheiben
· 5 EL Öl
· 3 Knoblauchzehen
· 1 Bd. Petersilie
· 1 Bd. Kerbel
· Salz
· 4 Eier
· 1 l Fleischbrühe

Zubereitung:
Fleischbrühe zubereiten, Weißbrotscheiben in 2 El Öl rösten. Knoblauchzehen pressen, Petersilie und Kerbel hacken, mit 3 EL Öl verrühren und salzen. Das Brot mit der Masse bestreichen, in eine Terrine legen, auf jede Scheibe ein Ei schlagen und mit der heißen Brühe (*vorsichtig*) auffüllen.

Hauptgericht:

Portugiesische Reispfanne

Zutaten für 4 Personen:
· 400 g Kalbfleisch
· 3 EL Öl
· Salz
· Pfeffer

· 200 g Naturreis
· 1 Knoblauchzehe
· 1 EL Tomatenmark
· 600 ml Gemüsebrühe
· 1 Päckchen Safran (*1,25 g*)
· 400 g Zucchini
· 300 g Tiefkühl-Erbsen
· 300 g Tomaten
· 250 g Shrimps
· Paprika

Zubereitung:
Fleisch in feine Streifen schneiden. Das Öl erhitzen, Fleisch kurz darin anbraten, wieder aus der Pfanne nehmen und mit Salz und Pfeffer würzen. Reis im Bratfett andünsten. Knoblauchzehe fein hacken und mit Tomatenmark zum Reis geben. Die Brühe dazugießen und den Reis 40 Minuten quellen lassen. Safran unterrühren. Jetzt die Zucchini in feine Streifen schneiden, mit Erbsen zum Reis geben und 5 Minuten dünsten. Tomaten überbrühen, abziehen und in feine Spalten schneiden. Danach zum Reis geben und 5 Minuten dünsten. Nach 3 Minuten Fleisch und Shrimps unterheben. Reispfanne mit Paprika abschmecken.

Serbien Montenegro

Vorspeise:

Balkan Hirtensalat

Zutaten für 6 Personen:
· 500 g Tomaten
· 1 grüne Paprikaschote
· 1/2 Salatgurke
· 100 g schwarze Oliven
· 1 große Zwiebel
· 200 g Feta-Käse
· 1 Kopfsalat oder Endivien
· 4 EL Essig
· 1/4 TL Salz
· 1 Messerspitze schwarzer gemahlener Pfeffer
· 8 EL Olivenöl

Zubereitung:
Tomaten, Paprika und Gurke waschen. Die Tomaten achteln oder in Scheiben schneiden. Die Paprikaschote halbieren (*Kerne und weiße Häutchen entfernen*) und in dünne Streifen schneiden. Gurke mit der Schale fein hobeln. Die geschälte Zwiebel in dünne Ringe schneiden, den Feta-Käse zerbröckeln, Salat waschen und zerpflücken. Alle Zutaten in einer großen Schüssel anrichten, obenauf die abgetropften Oliven. Mit einer Soße aus Essig, Salz, Pfeffer, Olivenöl anmachen.

Hauptgericht:

Culbastija (Schnitzel)

Zutaten für 4 Personen:
· 1 kg Schweinefilet
· 2 EL Öl
· Salz
· Pfeffer
· 250 g Zwiebeln

Zubereitung:
Schweinefleisch pro Portion in 2 Scheiben teilen. Die Schnitzel klopfen, mit Öl bestreichen und auf dem Rost von beiden Seiten bräunen und garen, dann salzen und pfeffern. Die gebratenen Schnitzel in eine vorgewärmte Schüssel legen und mit gehackten Zwiebeln bestreuen. Dazu Bauernbrot und Paprikasalat reichen. Am besten schmecken die Schnitzel vom Holzkohlengrill. Man kann diese Schnitzel auf jugoslawische Art aus Schweinefleisch (*wie vorgeschlagen*) zubereiten, aber auch andere Fleischsorten verwenden. Wichtig ist nur, dass es sich dabei um zartes und gut abgehangenes Fleisch handelt.

Erläuterungen:
Culbastija (*gesprochen Tschulbastija*), ist eine modernisierte Fassung des serbischen Spießbratens, der in Jugoslawien als kulinarischer Höhepunkt eines Ausfluges oder auch eines Winzerfestes gilt. Die Feuerstätte wird dabei improvisiert: zwei Astgabeln, in den Boden gesteckt, tragen den hölzernen oder eisernen Bratspieß, der an einem Ende eine Drehvorrichtung haben muss. Unter dem Spieß wird ein Loch gegraben, in dem das Holzfeuer entfacht werden kann. Erst wenn es niedergebrannt ist und das Feuerloch nur noch glühende Holzkohle enthält, darf mit dem Braten begonnen werden. Der Spießbratmeister reguliert die Brathitze, indem er die Glut mit Asche bedeckt, wenn das Fleisch

zu verbrennen droht. Während des Bratens wird das Fleisch mit Fett oder Öl bestrichen, bis sich eine feste Kruste gebildet hat. Innen bleibt es saftig und rosa.

Spanien:

Vorspeise:

Alioli (Knoblauchmayonnaise)

Zutaten für 4 Personen:
· 6-8 Knoblauchzehen
· 1 Eigelb
· $^1/_4$ l Olivenöl
· 1 TL Zitronensaft
· Salz
· schwarzer Pfeffer

Zubereitung:
Die Knoblauchzehen schälen und mit einer Knoblauchpresse zerkleinern. Dann geben Sie das Eigelb hinzu und rühren schnell mit einem Schneebesen *(oder Mixer)*. Träufeln Sie das Olivenöl langsam hinzu. Es entsteht eine Creme. Danach fügen Sie unter ständigem Rühren den Zitronensaft hinzu und schmecken das Ganze mit Salz und Pfeffer ab. Mit angeröstetem Weißbrot ist Alioli eine sehr leckere und typische Vorspeise in Spanien.

Wichtig!
Lagern Sie die Mayonnaise im Kühlschrank. Bei Hitze kann sie leicht verderben und gesundheitsschädlich sein.

Hauptgericht:

Paella

Zutaten für 4 Personen:

· 400 g Hähnchenfleisch
· 300 g Kaninchen- oder Schweinefleisch
· 150 g Muscheln
· 4 Langusten (*zeigefingergroß*)
· 1 Tomate
· 1 Knoblauchzehe
· eine Handvoll Erbsen
· 1 kleine Paprika
· 100 ml Olivenöl
· 350 g Paella-Reis
· 1 Zitrone
· 900 ml Wasser
· 1 Brühwürfel
· Salz
· 2 Lorbeerblätter
· 1 EL frische Petersilie
· Pfeffer
· Safran
· Paellapfanne!

Zubereitung:

Sie erhitzen das Olivenöl in der Paellapfanne. Geben Sie nun die geschälte, ganze Knoblauchzehe in das heiße Olivenöl, bis sie braun geröstet ist und nehmen Sie sie wieder heraus. Dann geben Sie das in kleine Stücke portionierte Fleisch hinzu und lassen es goldbraun anbraten. In einem separaten Topf mit ca. 400 ml Wasser, gewürzt mit Salz und einem Lorbeerblatt, bringen Sie die 4 Langusten zum Kochen. Nun bereiten Sie das Fleisch weiter zu: Kleingeschnittene Tomaten, Paprika

und die Muscheln werden jetzt hinzugefügt und mit gegart.
Nach einigen Minuten folgen Salz, Pfeffer, Safran, Pertersilie, der zerbröselte Brühwürfel und die Erbsen. Jetzt nimmt man 500 ml Wasser, den Sud von den abgekochten Langusten (*ohne Langusten*) und füllt die Paellapfanne damit auf. Sie geben jetzt den Reis in die Pfanne und verteilen ihn gleichmäßig. Das Ganze wird nun durch starkes Erhitzen 10 Minuten zum Kochen gebracht. Wenn notwendig, können Sie etwas Wasser nachgießen und weitere 10 Minuten auf kleiner Flamme köcheln lassen, bis der Reis trocken ist. Vor dem Servieren den Herd ausschalten und die Paellapfanne mit einem Deckel abdecken und nochmals einige Minuten ziehen lassen. Dann garnieren Sie die Oberfläche mit den Langusten und Zitronenscheiben.

Tipp:
Für eine gelungene Paella benötigen Sie immer die doppelte Menge an Flüssigkeit, wie Sie Reis verwenden (*1 Tasse Reis = 2 Tassen Wasser*).

Tunesien

Vorspeise:

Brik (Teigtaschen mit Lamm und Ei)

Zutaten für 6 Personen:

Für den Teig:

· 1 St „Yufka“-Strudelteig (*gibt es als fertigen Teig beim türkischen Lebensmittelhändler. Ersatzweise 1 Packung Tiefkühl-Blätterteig*)

Für die Füllung:

· 500 g mageres Lammhack
· 2 mittelgroße Zwiebeln
· 1 Bd. Petersilie
· Salz
· schwarzer Pfeffer aus der Mühle
· 4 TL Parmesan (*frisch gerieben*)
· 8 Eigelb
· 2 Eiweiß
· 12 EL kaltgepresstes Olivenöl (*zum Ausbacken*)

Zubereitung:

Hackfleisch in eine Schüssel geben. Zwiebeln schälen und in feine Würfelchen schneiden. Petersilie waschen und fein hacken. Beides mit Salz und Pfeffer unter das Hackfleisch kneten. Hackfleischmasse in einer Pfanne in 2 EL Olivenöl anbraten, bis das Fleisch nicht mehr rosa ist. Vom Herd nehmen, Käse unterrühren und abkühlen lassen. Aus dem Teig acht Quadrate mit etwa 15 cm Kantenlänge ausschneiden. Auf eine Ecke einen guten Löffel Füllung geben, eine Vertiefung hineindrücken und ein Eigelb darauf geben. Die Kanten mit Eiweiß bepinseln, den Teig zum Dreieck darüber falten und gut zusammendrücken. 10 EL Öl in einer Pfanne erhitzen und die Brik hineingeben. Von jeder

Seite etwa 5 Minuten goldbraun backen. Auf Küchenkrepp abtropfen lassen und sofort heiß servieren.

Hauptgericht:

Mbatten Brouklou (Kalbsragout mit Blumenkohl)

Zutaten für 4 Personen:

· 500 g Kalbfleisch aus der Schulter oder der Keule
· 1 EL Korianderkörner
· Salz
· 3 EL Sonnenblumenöl
· 3 EL Tomatenmark
· 1 TL Harissa
· Pfeffer aus der Mühle
· 1 TL mildes Paprikapulver
· 1 mittelgroßer Blumenkohl
· 2 Eier
· 4 EL Mehl
· Öl zum Frittieren
· ½ Bd. glatte Petersilie
· 1 Bd. Schnittlauch

Zubereitung:

Das Fleisch in kleine Würfel schneiden und in eine Schüssel geben. Den Koriander mit einem halben TL Salz fein zerstoßen, über das Fleisch streuen. In einem großen Bratentopf das Sonnenblumenöl gut erhitzen und das Fleisch rundum goldgelb anbraten. Tomatenmark und Harissa in ½ l Wasser glatt rühren, über das Fleisch gießen und aufkochen. Mit Pfeffer und Paprikapulver würzen und zugedeckt 40 Minuten sanft köcheln. Blumenkohl in Röschen teilen. Reichlich Wasser mit einem Esslöffel Salz aufkochen, den Blumenkohl zehn Minuten vorgaren und abtropfen lassen. Blumenkohlwasser aufheben. Eier mit Mehl und einem halben Teelöffel Salz verquirlen, vier Esslöffel Wasser untermischen. Fritieröl in der Friteuse auf 180 Grad erhitzen. Die Blumenkohlröschen im Eierteig wenden und im Öl goldgelb ausbacken. Auf Küchenpapier entfetten.

$^{3}/_{8}$ l Blumenkohlwasser unter das Ragout rühren und mit Salz abschmecken. Die Blumenkohlröschen unterheben. Alles noch fünf Minuten sanft köcheln lassen. Petersilie und Schnittlauch kleingehackt über das Gericht streuen und servieren.

Türkei

Vorspeise:

Yayla Corbasi (Reissuppe mit Pfefferminze)

Zutaten für 4 Personen:
· 2 EL Olivenöl
· 1 Zwiebel
· 1 Stück Lauch
· 100 g Reis
· $^{1}/_{2}$ l Kalbsbrühe
· 1 Lorbeerblatt
· 1 Zweig Rosmarin
· Salz
· Pfeffer aus der Mühle
· 1 Prise Muskat
· 100 ml Milch
· 100 ml Joghurt
· 2 - 3 Eigelb
· 1 Bd. frische Pfefferminze

Zubereitung:
Das Olivenöl in einem Topf erhitzen. Die abgezogenen und feingehackten Zwiebeln in Fett geben und andünsten. Den Lauch putzen, unter fließendem, kaltem Wasser abspülen und gut abtropfen lassen. Danach in feine Streifen schneiden, zur Zwiebel geben und kurz mitdünsten. Den Reis unter fließendem kaltem Wasser abspülen, gut abtropfen lassen und zum Gemüse geben. Mit der Kalbsbrühe auffüllen. Das Lorbeerblatt und den Rosmarin dazugeben. Mit Salz, Pfeffer und Muskat kräftig würzen. Die Suppe bei mäßiger Hitze 20 - 25 Minuten köcheln lassen. Die Milch und das Mehl miteinander anrühren, in die Suppe geben und einmal aufkochen lassen. Das Eigelb und den Joghurt

miteinander verrühren. Die Suppe von der Kochstelle nehmen und mit dem Eierjoghurt binden. Die Reissuppe nochmals kräftig abschmekken. Vor dem Servieren die verlesene, gewaschene und feingehackte Pfefferminze unter die Suppe heben.

Hauptgericht:

Yogortlu kebab (Lammfleischspieße mit Joghurtsauce)

Zutaten für 4 Personen:
· 1 große Zwiebel
· 1 TL Salz
· 750 g Lammschulter
· 2 EL Olivenöl
· 4 Graubrot-Scheiben (*je 1/2 cm dick*)
· 5 EL Butter (*weich*)
· 5 Tomaten
· 450 g Sahnejoghurt
· 1 Msp. Salz

Zubereitung:
Zwiebel reiben, mit Salz verrühren und zugedeckt 15 Minuten ziehen lassen. Zwiebelmus durch ein Haarsieb streichen. Fleisch in große Würfel schneiden, in eine Schüssel geben und mit Öl begießen. Zwiebelmasse darauf geben und zugedeckt 60 Minuten marinieren. Brot entrinden, leicht toasten, in Würfel schneiden und in eine Schüssel geben. Butter schaumig rühren, auf die Brotwürfel geben und diese im (*auf 75 Grad vorgeheizten*) Backofen warm stellen. Fleischwürfel trocken tupfen, in großen Abständen auf Spieße stecken und im vorgeheizten Grill 10 bis 15 Minuten garen. Zwischendurch viermal (*keinesfalls häufiger*) wenden. Tomaten überbrühen, abziehen, entkernen

und unter Rühren so lange garen, bis sie zerfallen sind. Joghurt verrühren und salzen. Brotwürfel auf eine Platte geben, Fleischspieße darauf verteilen, mit Tomatenmus bedecken und die Joghurtsauce darüber gießen.

Danksagung

Ein herzliches Dankeschön geht an meine Frau, meinen Sohn, meinen Schwiegervater Dietmar Karalus, Herrn Thomas Ruhmöller, Herrn Markus Brekenkamp, Apotheker Ingo M. Walz, Familie Denzel, Museum La Cultura del Olivo La Laguna (*Baeza*), Freunden, Patienten, Frau Rüter, einfach allen die mich mit dieser Idee, das Buch umzusetzen, voller Tatendrang unterstützt haben.

Viel Gesundheit wünscht Ihnen Ihr

Ralf Rainer Drevermann

Quellen

1 Quelle FAO (*Food and Agriculture Organisation of the United Nations*), letzte Aktualisierung: Februar 2004.

2 Sure 24. Das Licht: Digitale Bibliothek Band 46:
Der Koran, S. 634 *(vgl. Sure 24, 35)* (*c*) Verlag W. Kohlhammer.

3 Kallistephanos: Die Sieger wurden mit einem Kranz aus Zweigen vom kotinos kallistephanos (*dem wilden Ölbaum mit seinen heiligen Kränzen*) geehrt, der in der Nähe des Zeustempels stand.

4 Dt. Version zitiert aus : Pindar, Oden, Griechisch / Deutsch, Reclam jun. Stuttgart 1986.

5 Erscheinungsdatum des Artikels: 11.04.2005.

6 Die Epic-Studie (*European Prospective Investigation into Cancer and Nutrition*) ist eine großangelegte medizinische Studie mit dem Ziel, das geringe Wissen um die Ernährung und Lebensgewohnheiten, bei der Verursachung und der Verhinderung von Krebs und anderen lebensbedrohenden Krankheiten zu erweitern.

7 Vincent van Gogh in einem Brief an seinen Bruder (*Brief 608*).

8 Quelle: British Medical Journal, 24.01.00 (*Forschung: Prof. Miguel Gassull, Department of Gastroenterology, University Hospital Germans Trias Pujol, Barcelona, and Spanien*).

9 Quelle: J.T.A Pennington, Bowes and Chruchs food Values of Portions Commonly used (*New York: Harper and Row, 1989*).

10 Quelle: American Journal of Clinical Nutrition, 22.11.99;
Forschung: University of Athens Medical School.

Bildtafeln

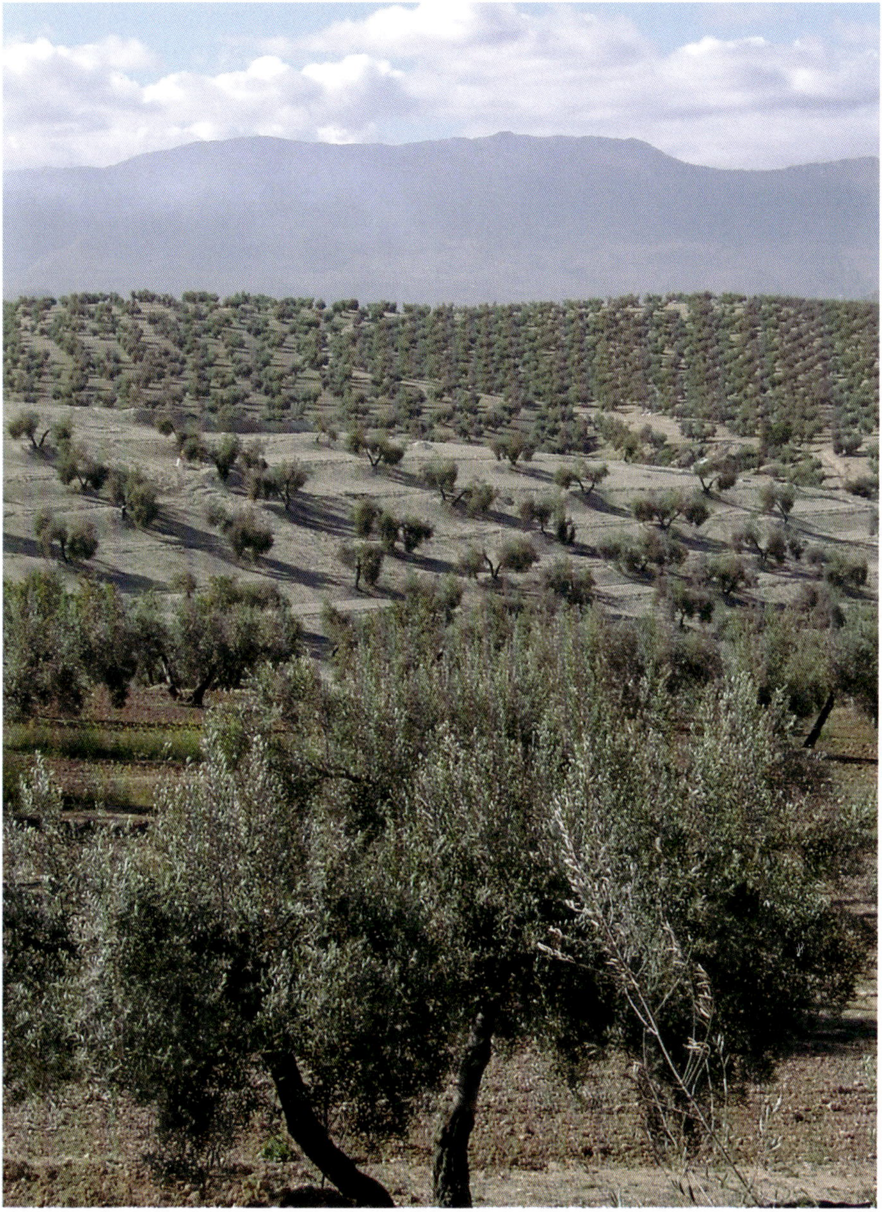

Olivenhaine Jaen, *(Andalusien)*

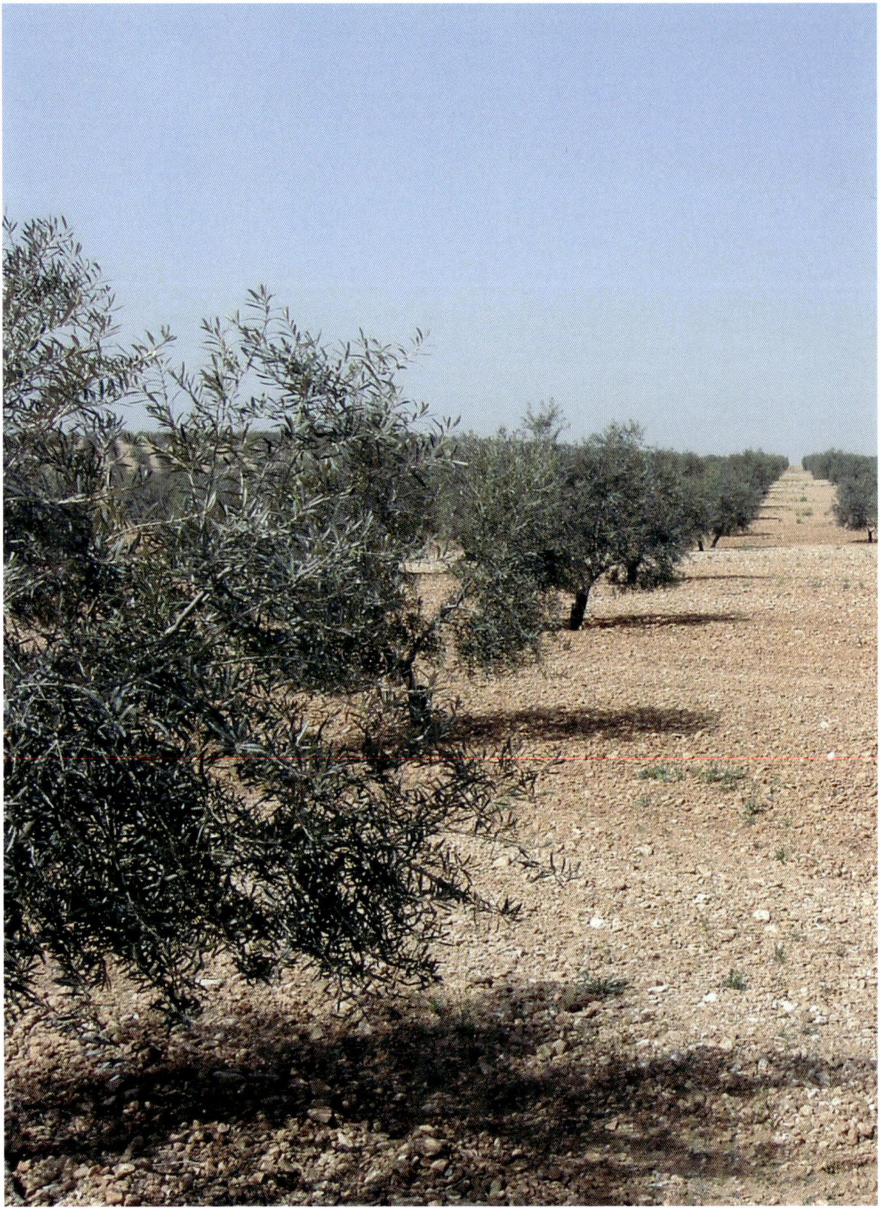

Junge Olivenbäume

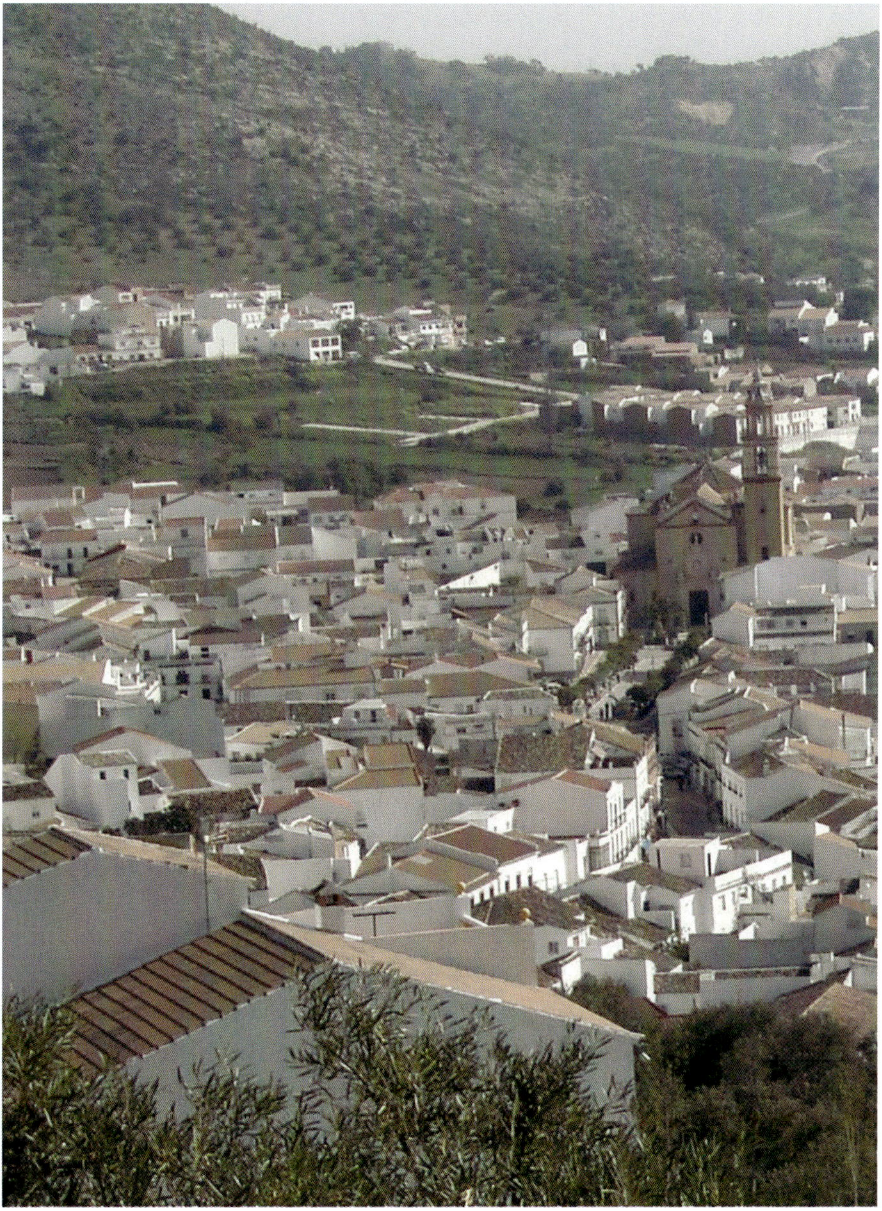

Algodonales, *(Andalusisches Dorf)* eingebettet in Olivenhainen

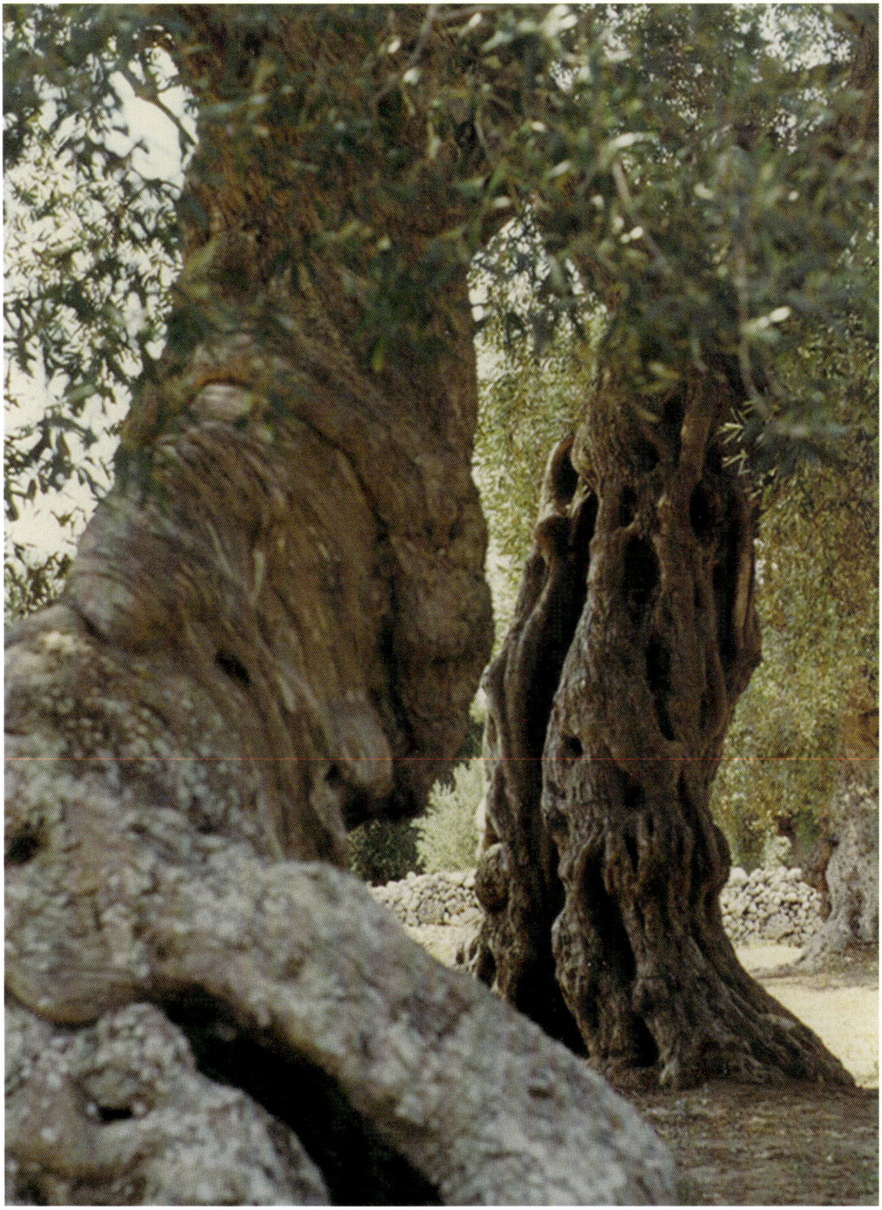

Ältere Olivenbaumstämme

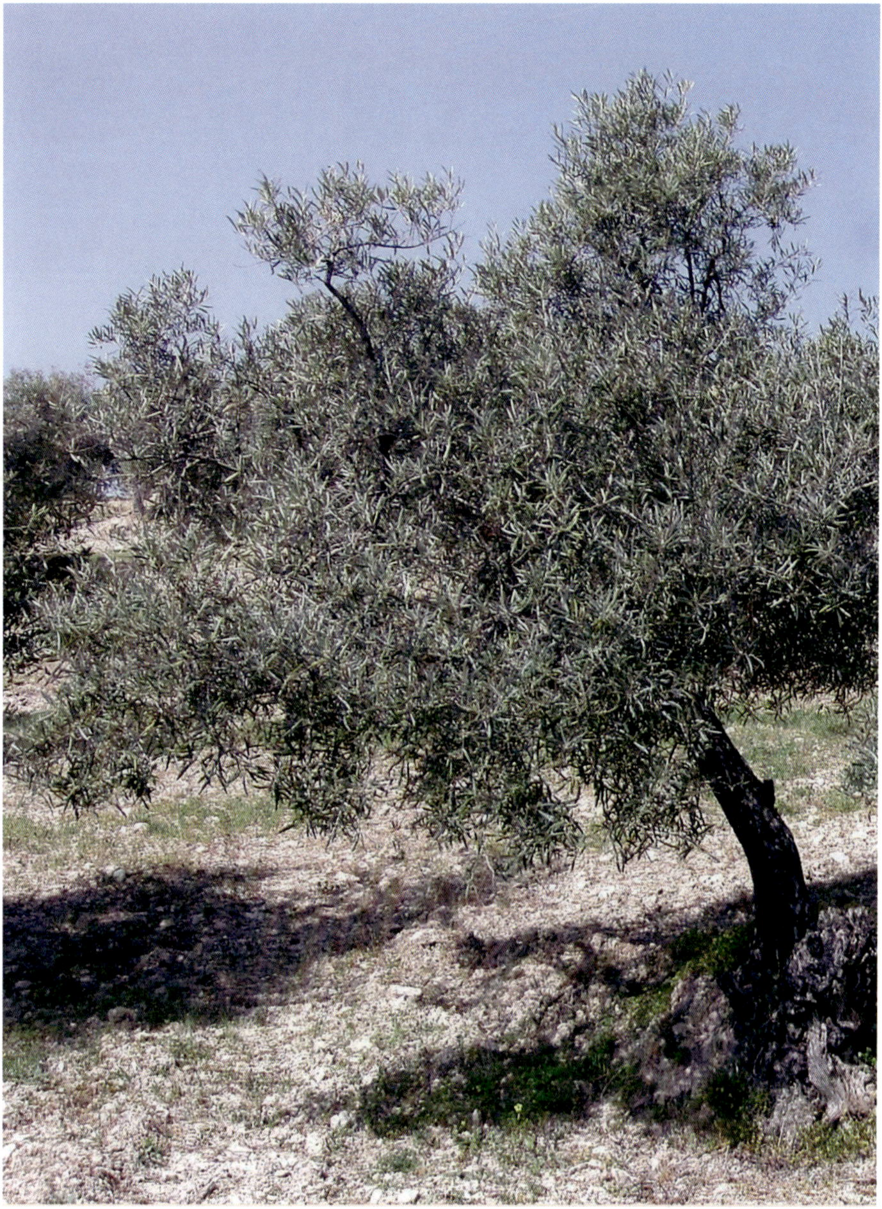

Olivenbaum in Algodonales

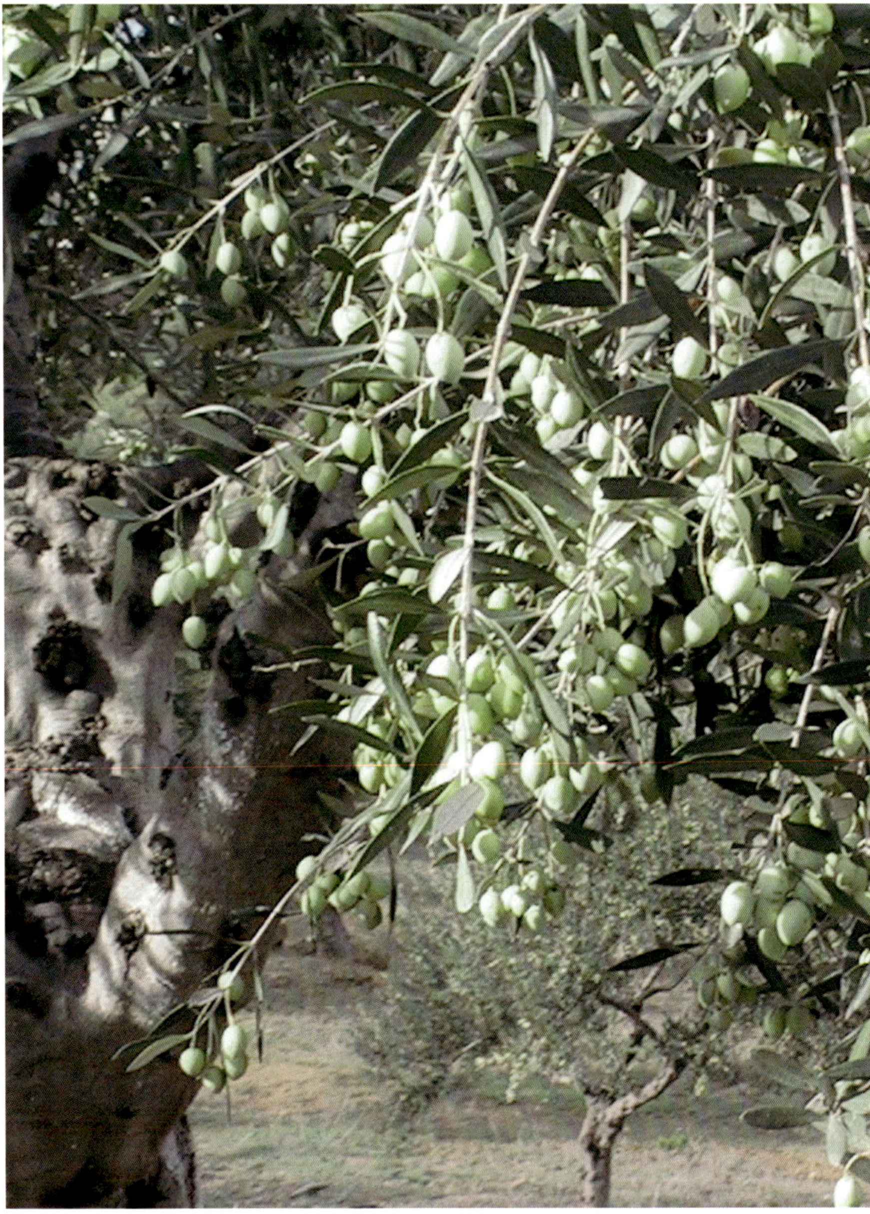

Grüne Oliven

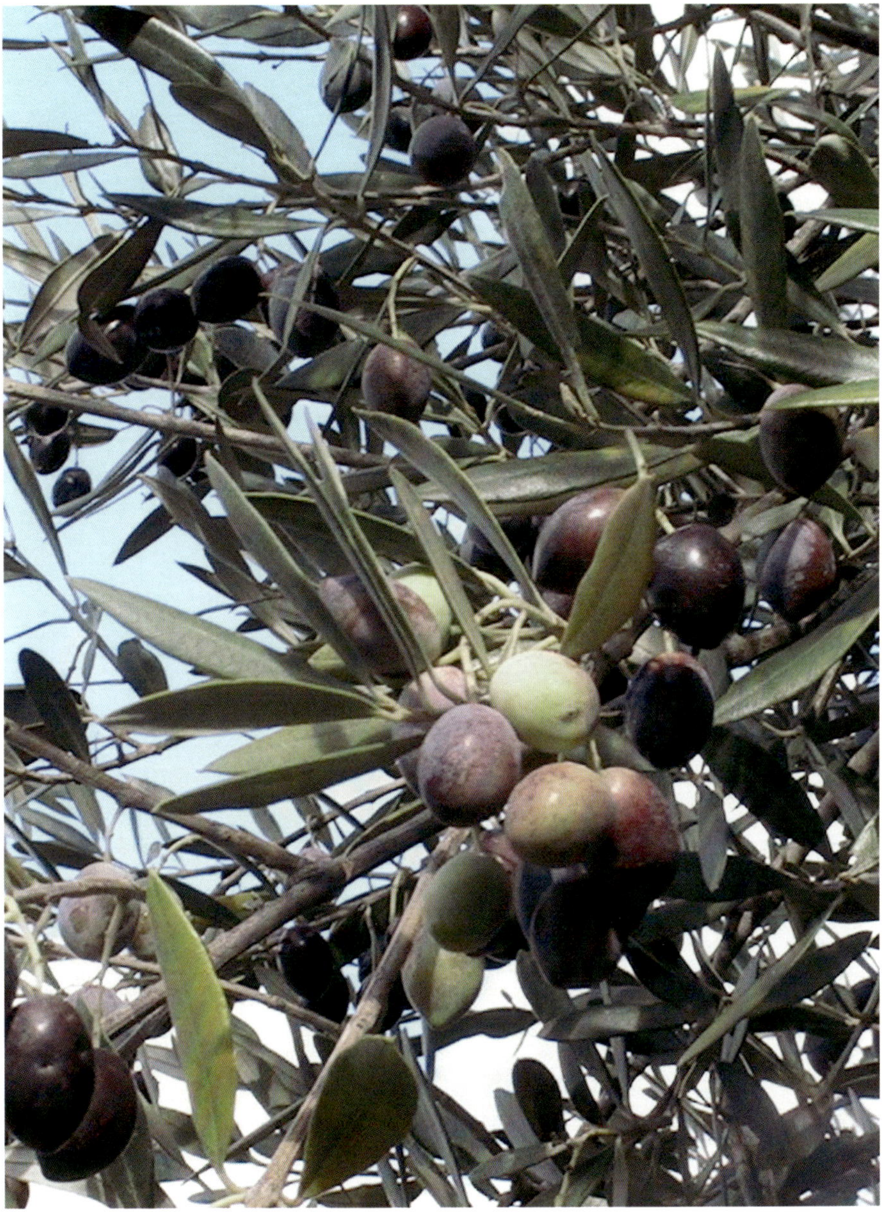

Oliven grün bis dunkel

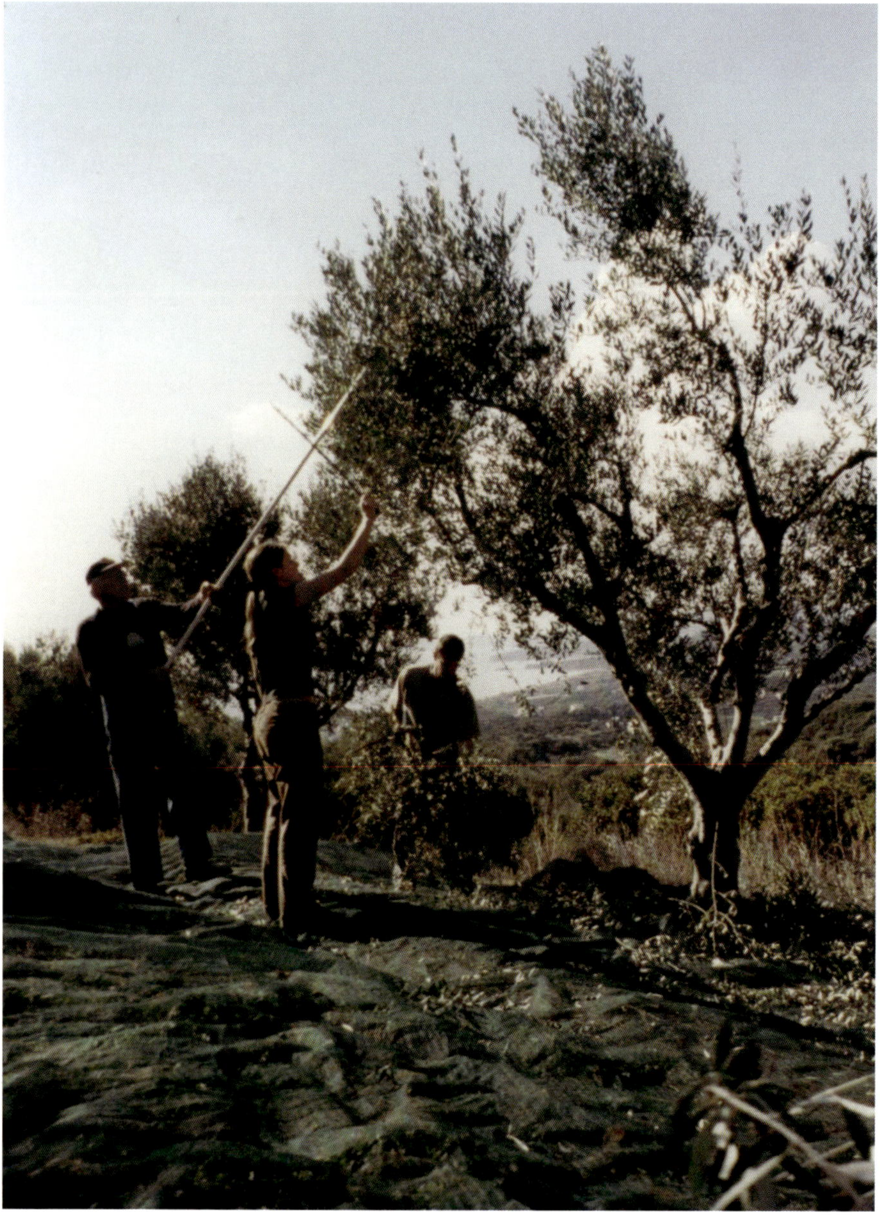

Familie Denzel bei der Ernte

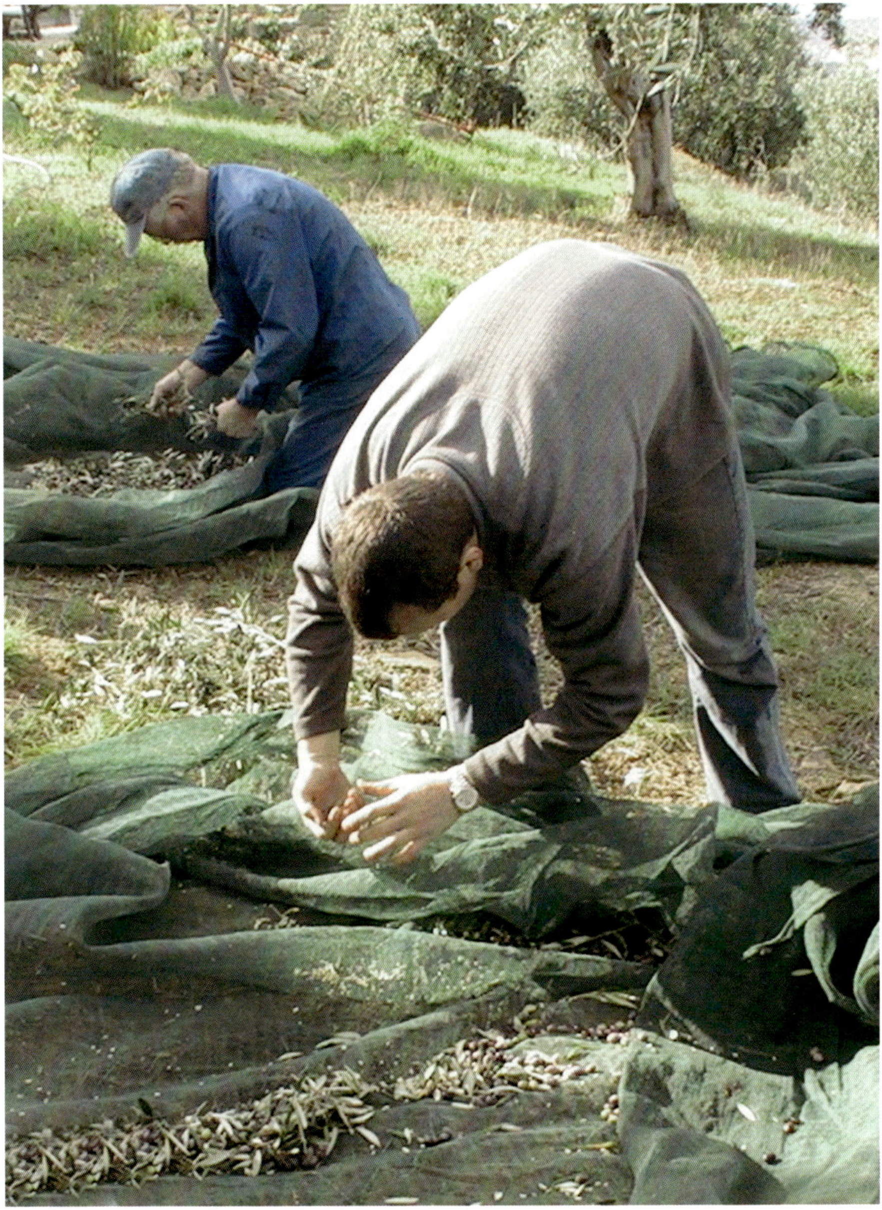

Einsammeln der Oliven

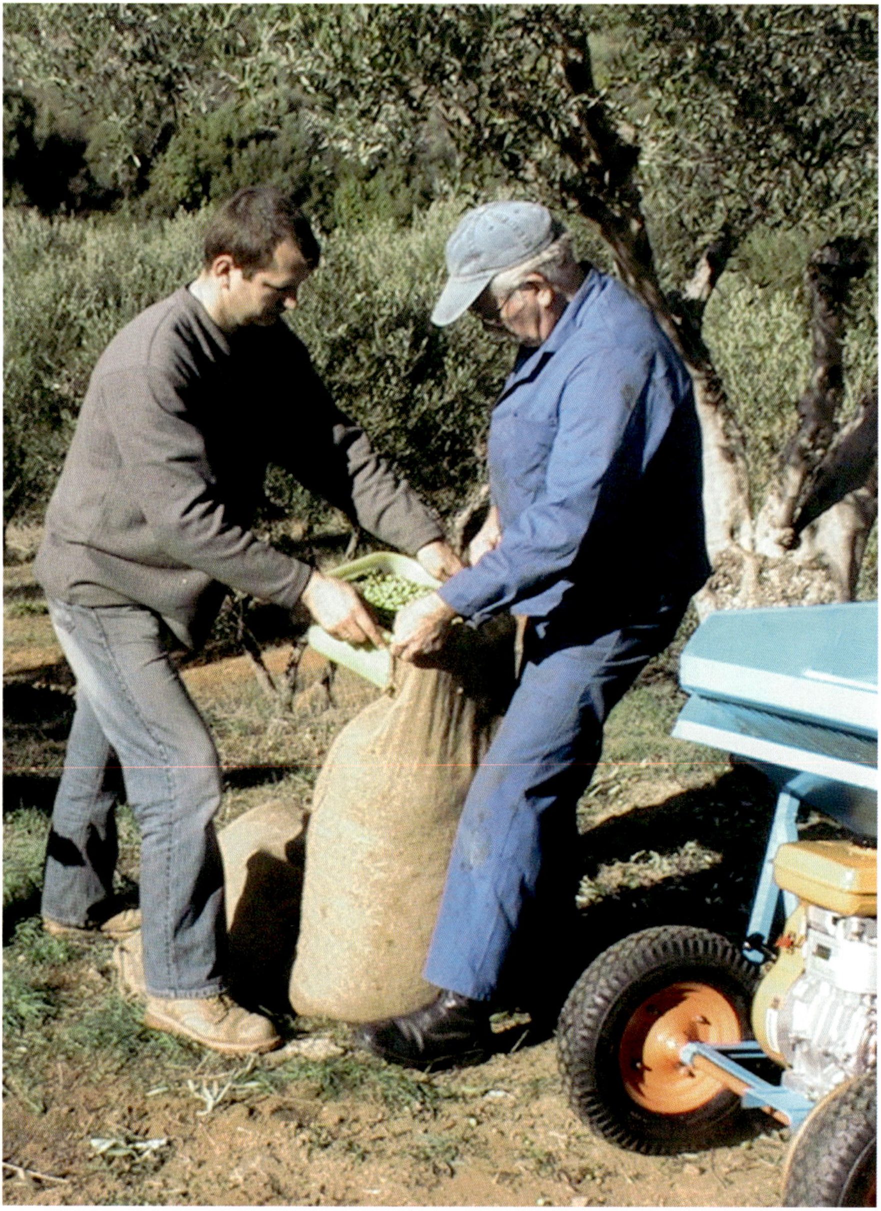

Befüllen der Säcke mit Oliven

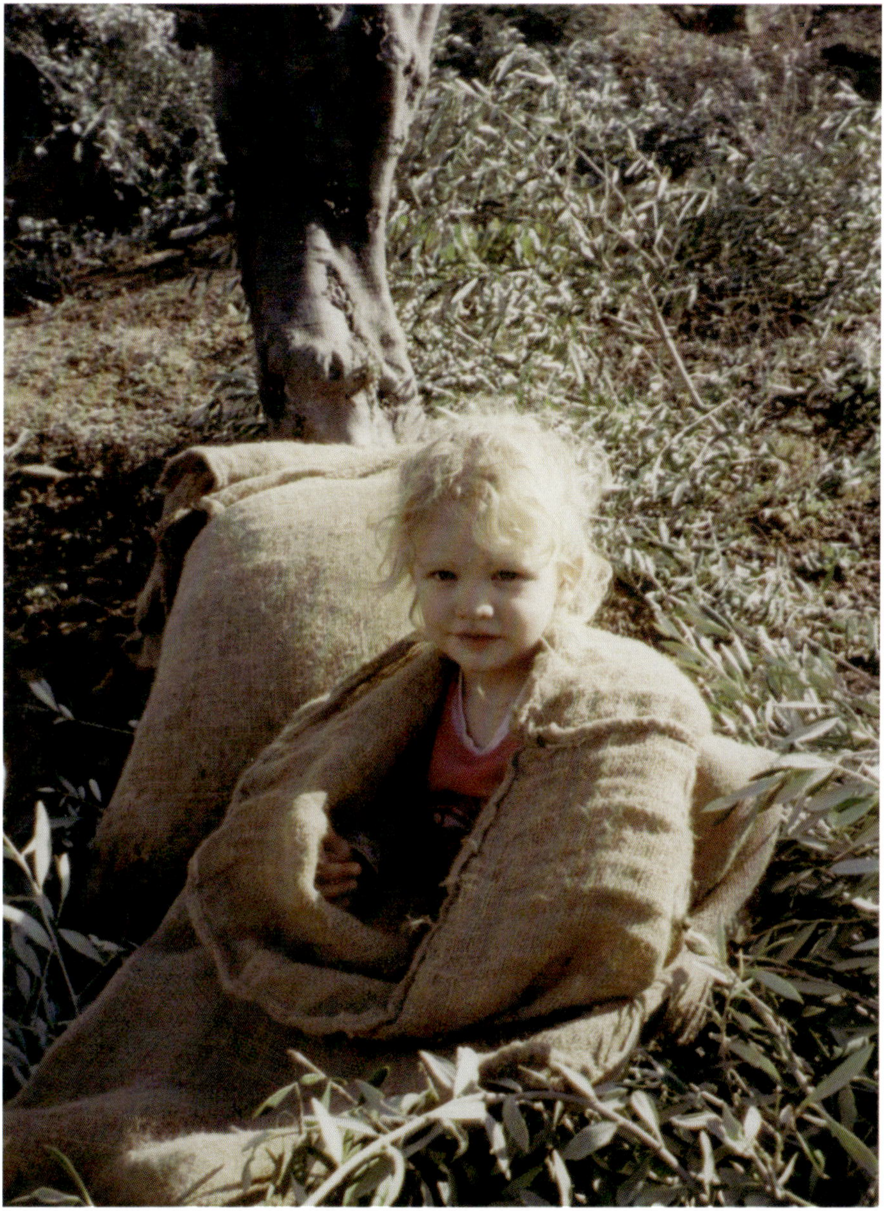

Bei der Ernte mit dabei: Zoe *(Tochter der Familie Denzel)*

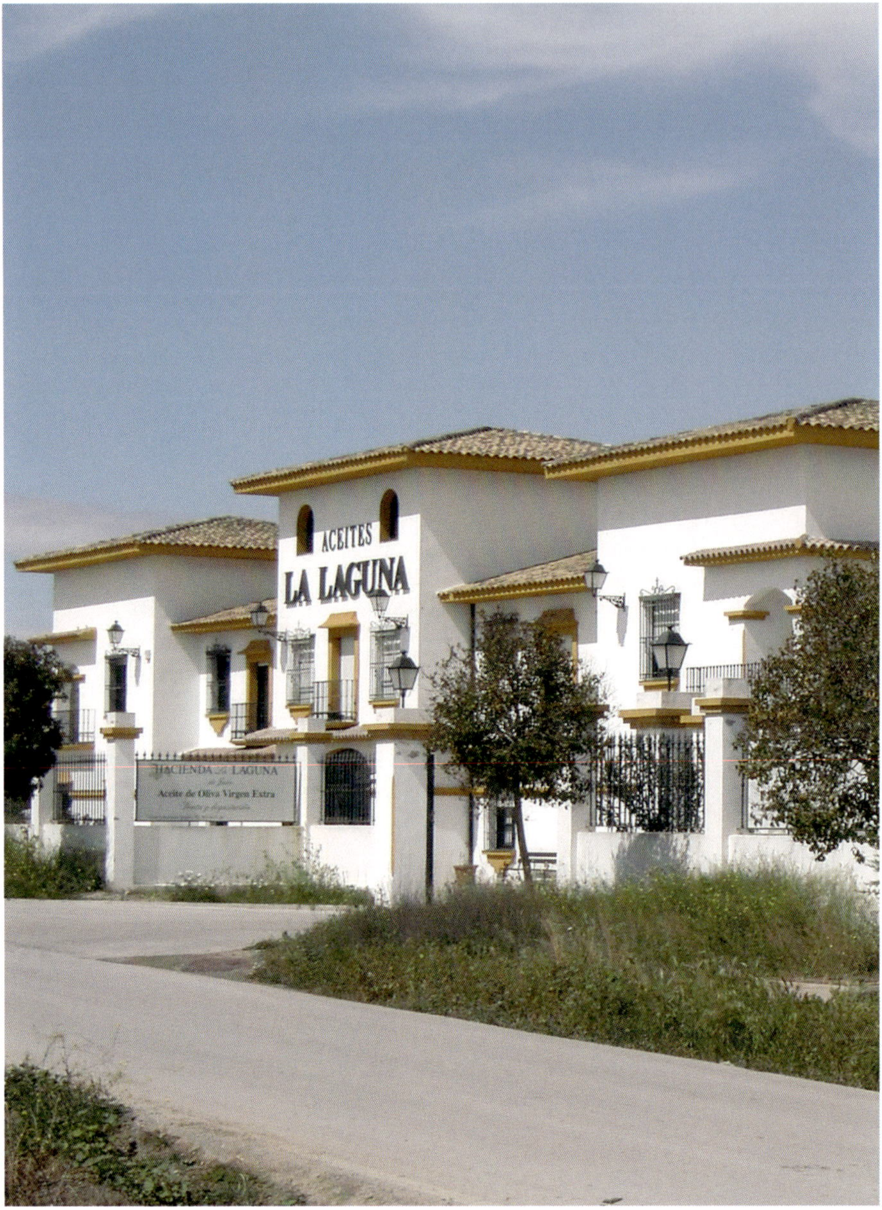

Ölfabrik, *La Laguna / Baeza (Jaen)*

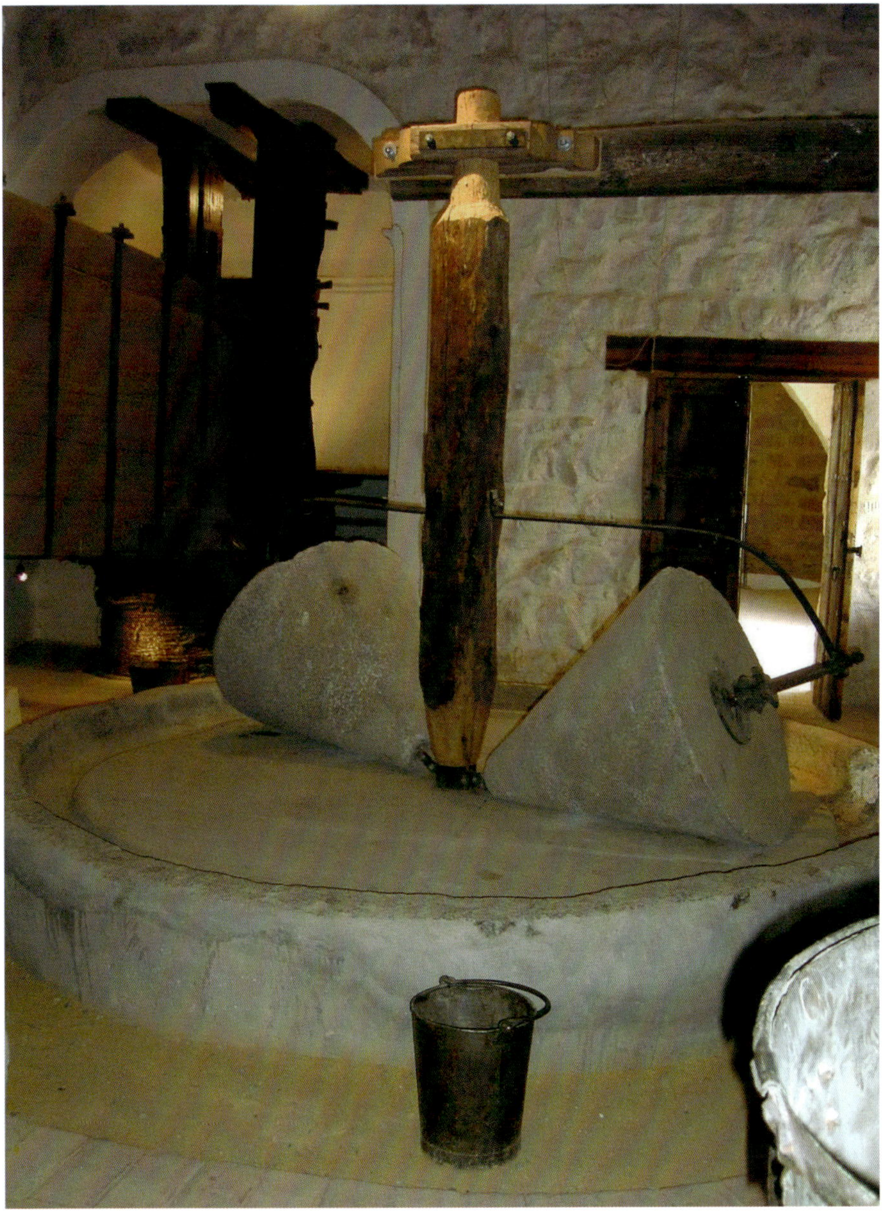

Steinmühle, *Museum La Laguna*

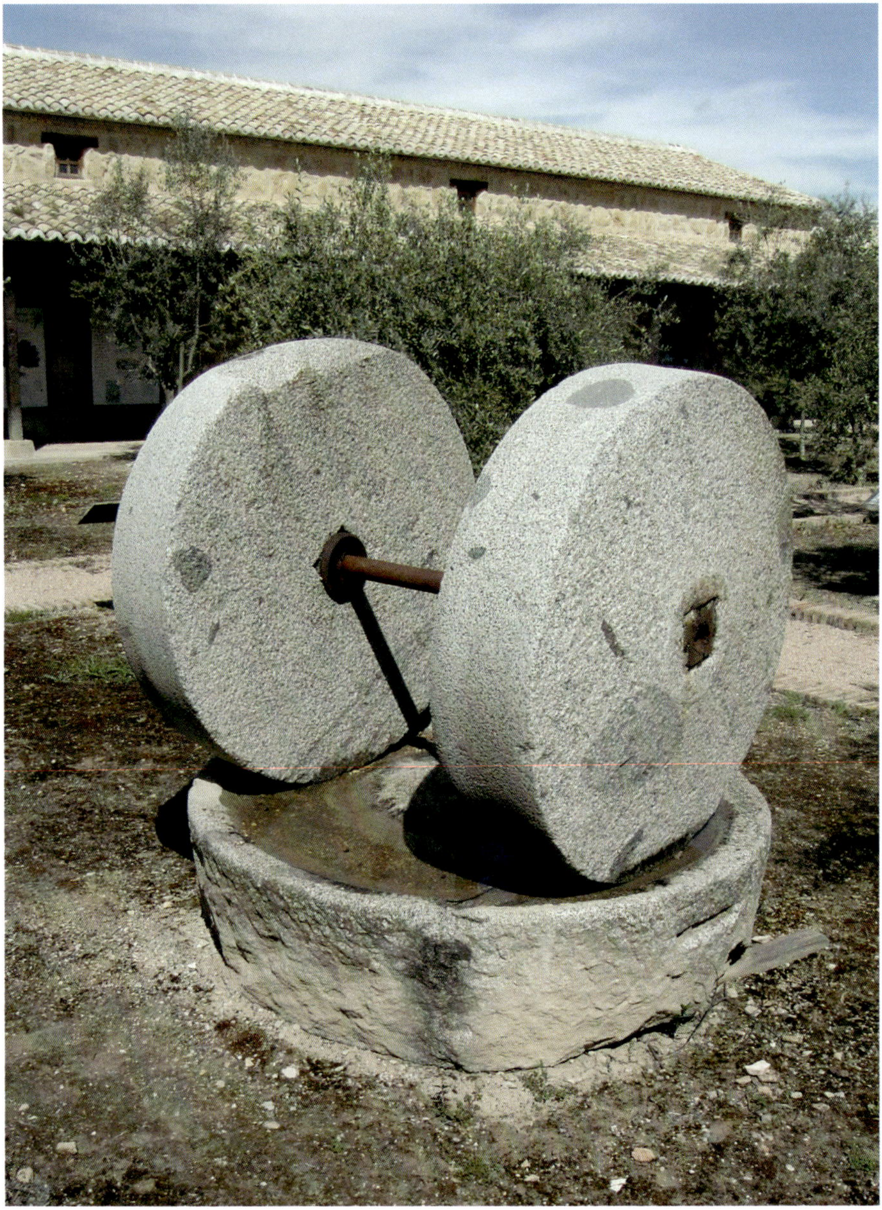

Alte Steinmühle im Innenhof, *Museum La Laguna*

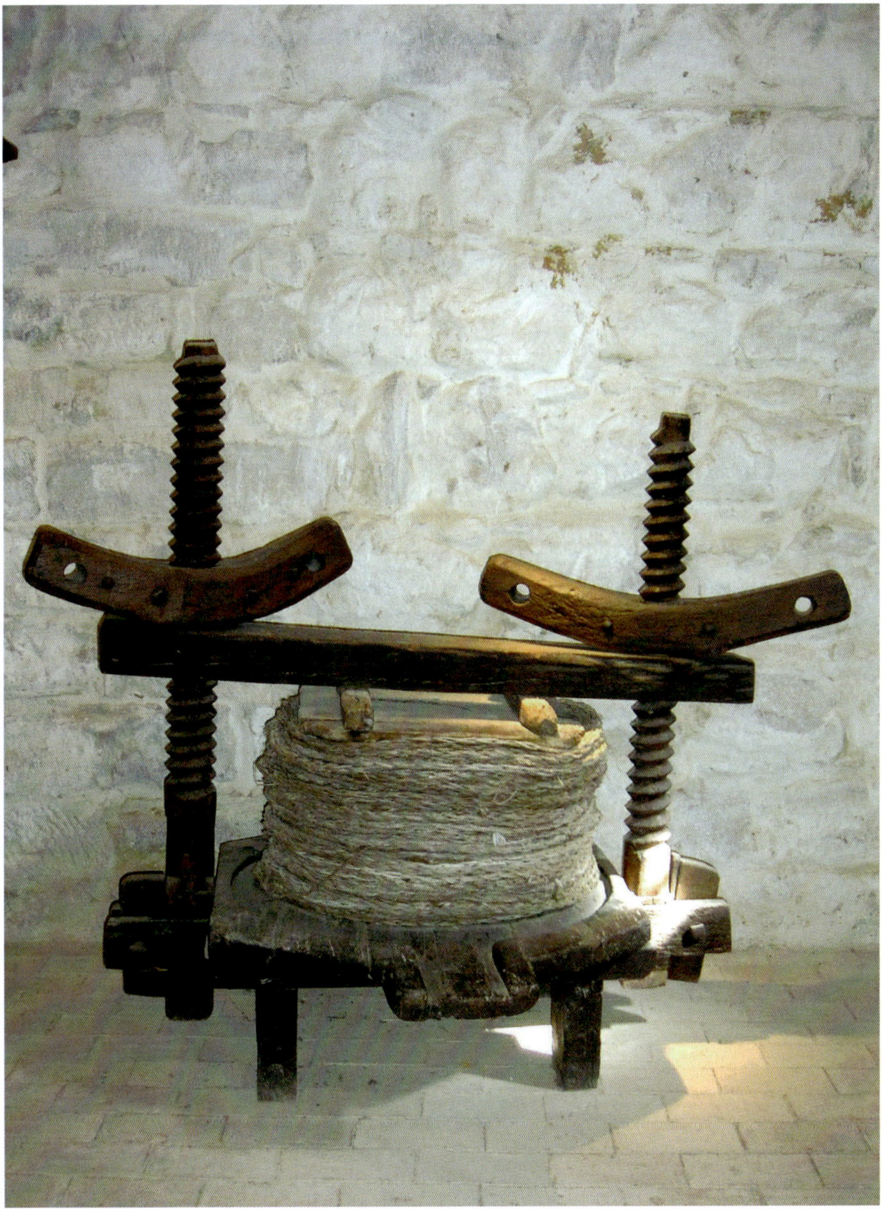

Presse um 19. Jahrhundert, *Museum La Laguna*

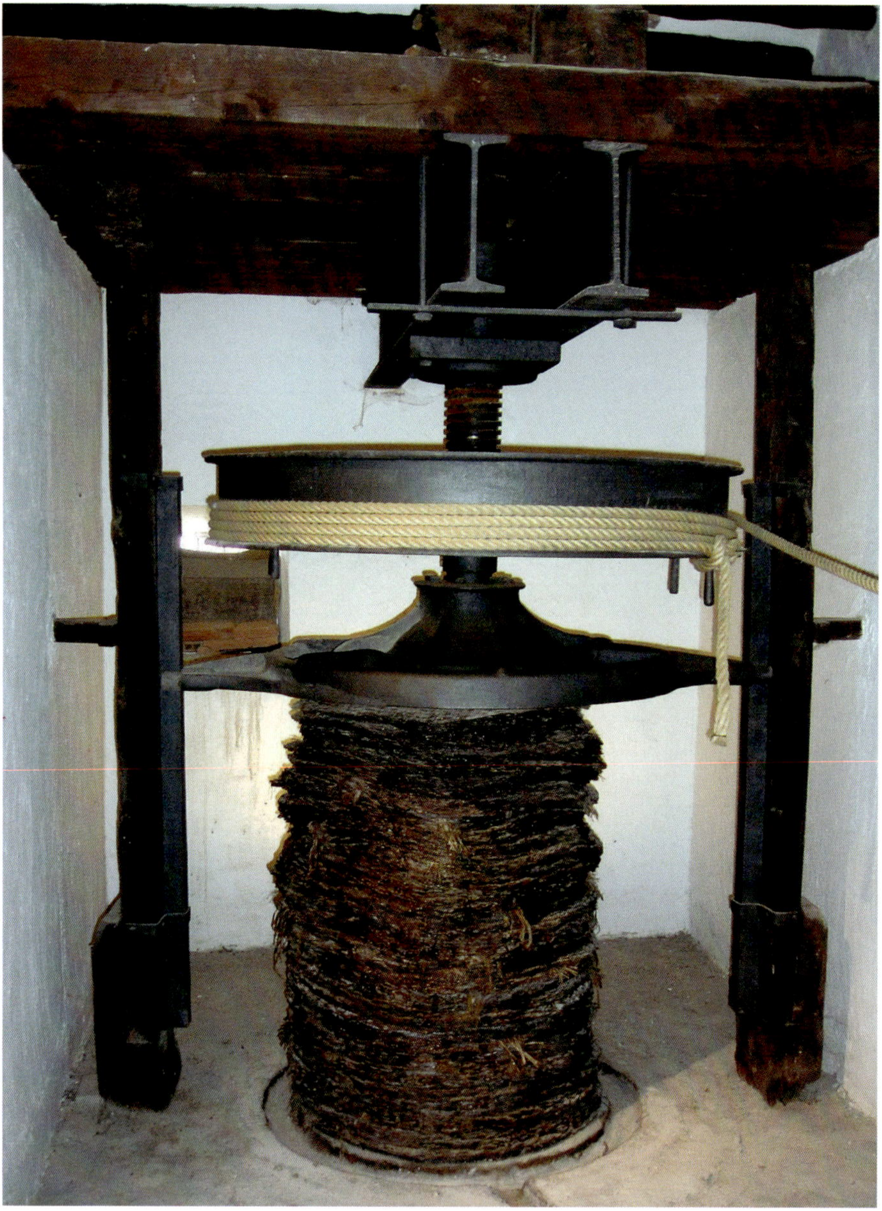

Presse mit Matten, *Museum La Laguna*

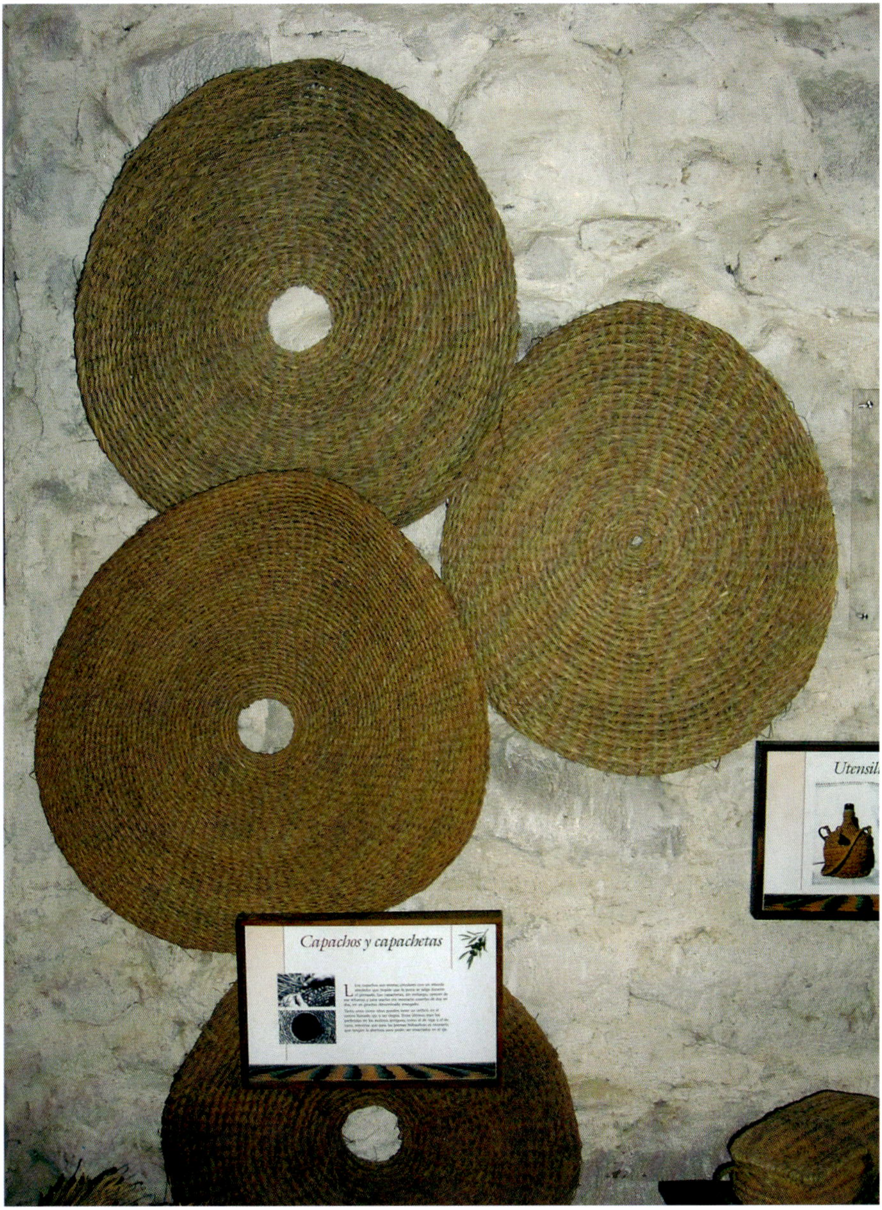

Pressringe / Matten, *Museum La Laguna*

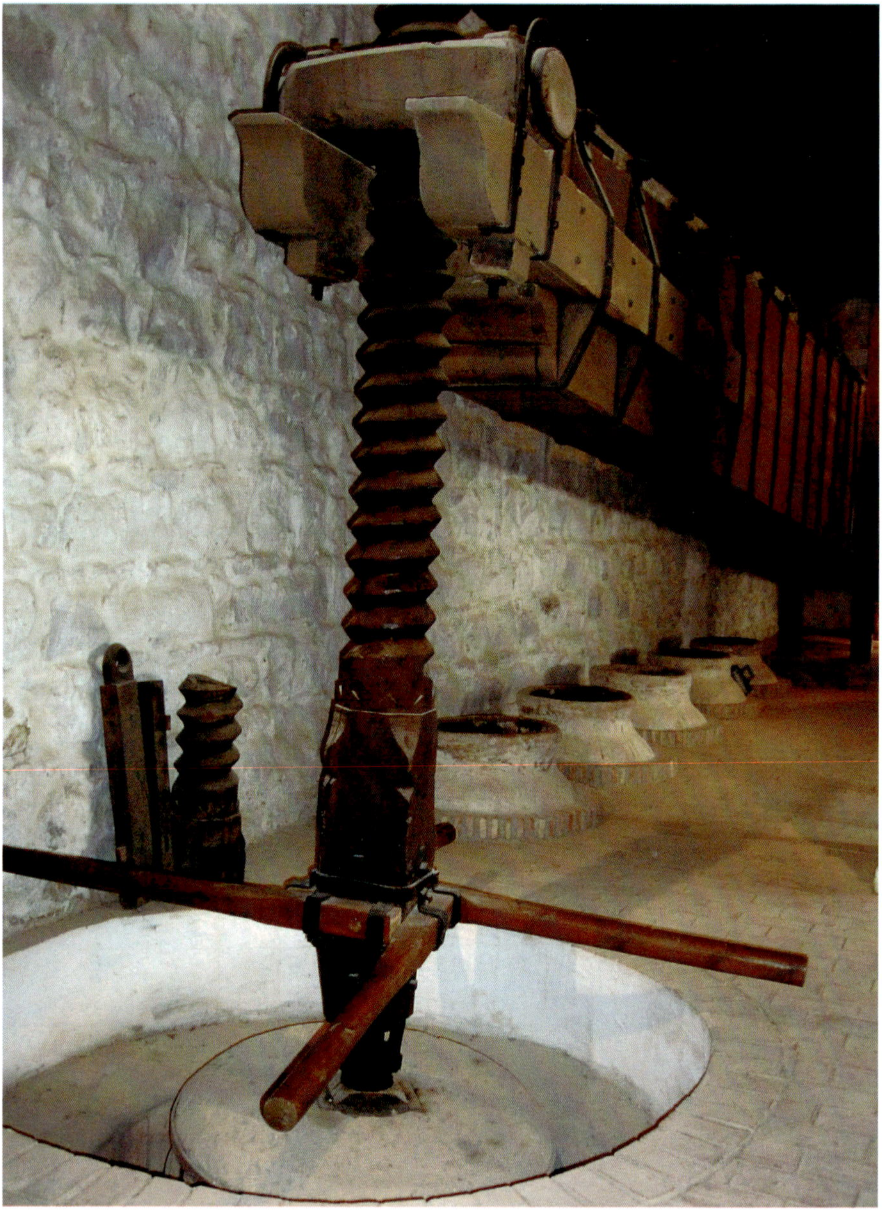

Große Presse, *Museum La Laguna*

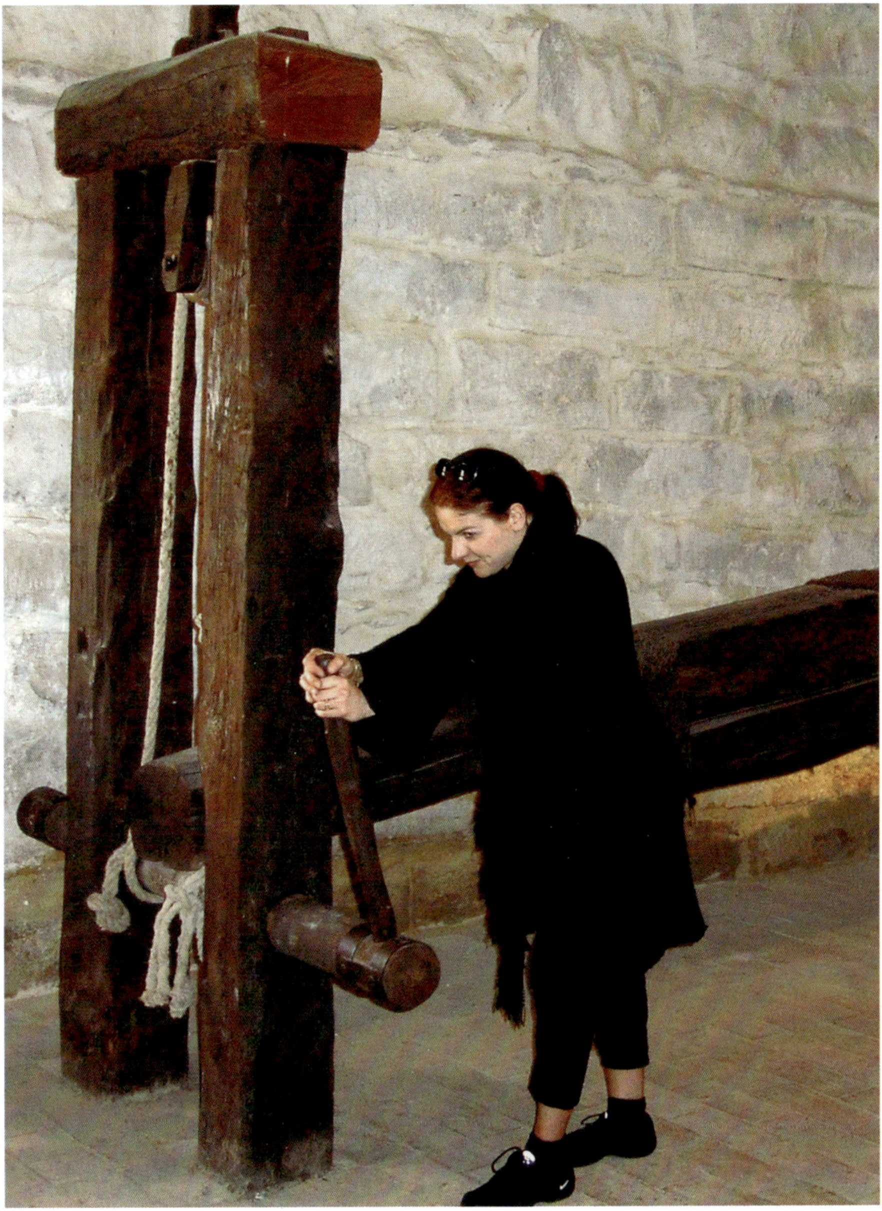

Tanja Drevermann an einer alten Presse, *Museum La Laguna*

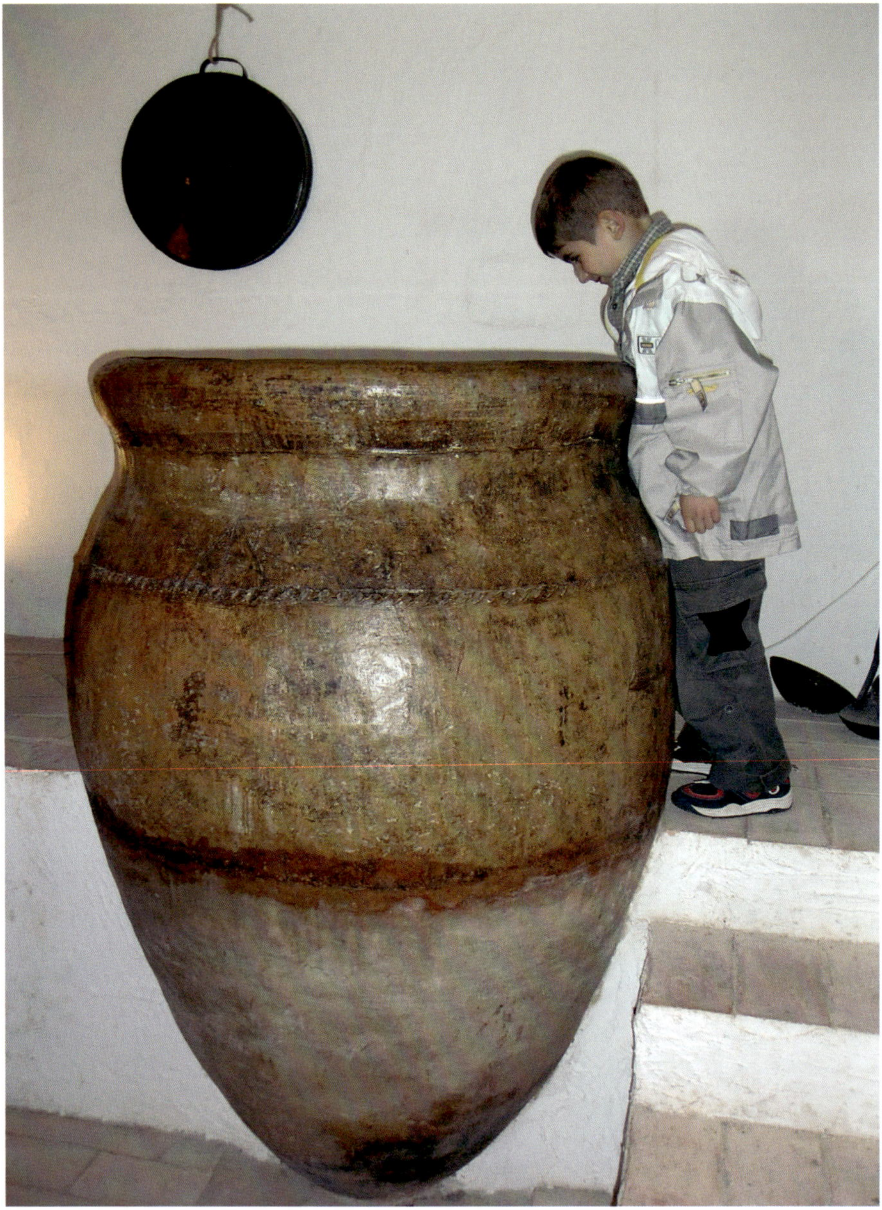

Leon Drevermann vor großer Ölamphore, *Museum La Laguna*

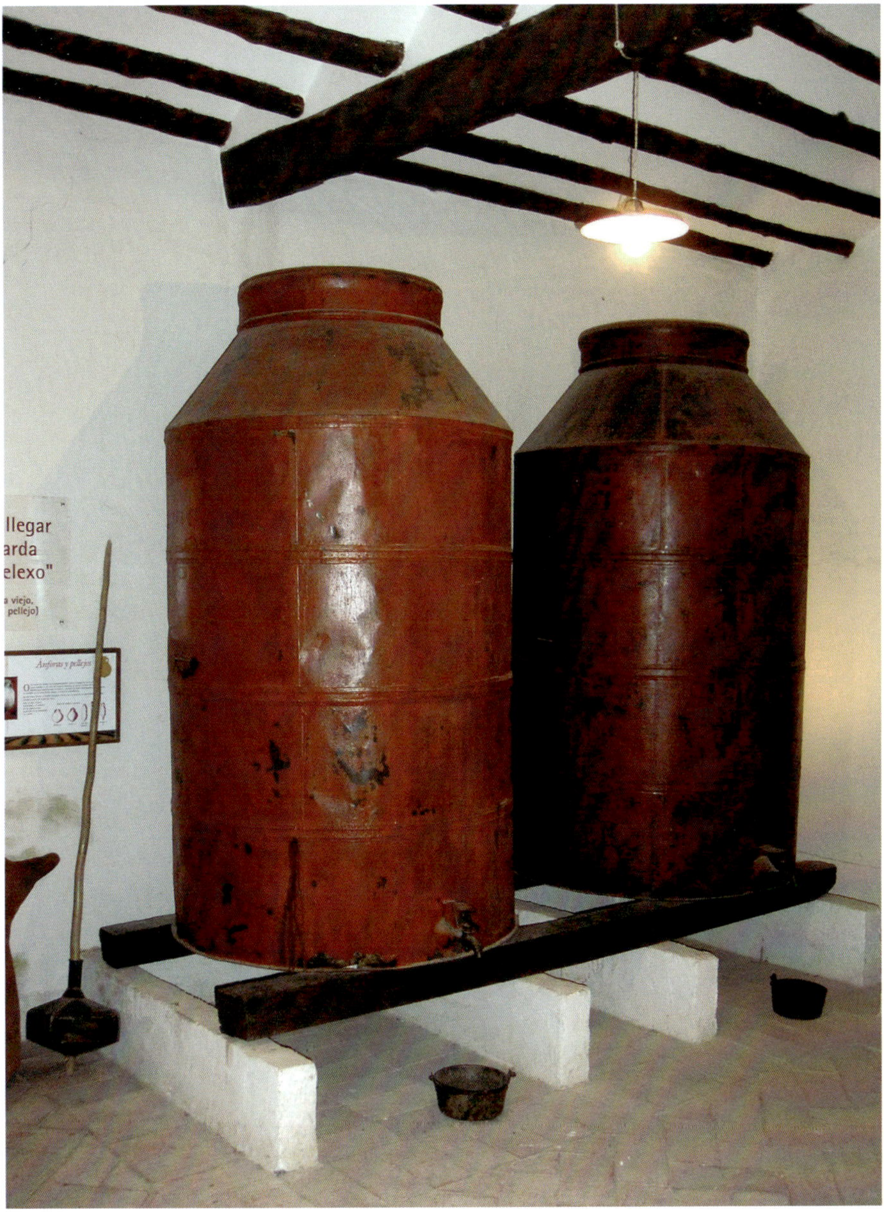

Öltank, *Museum La Laguna*

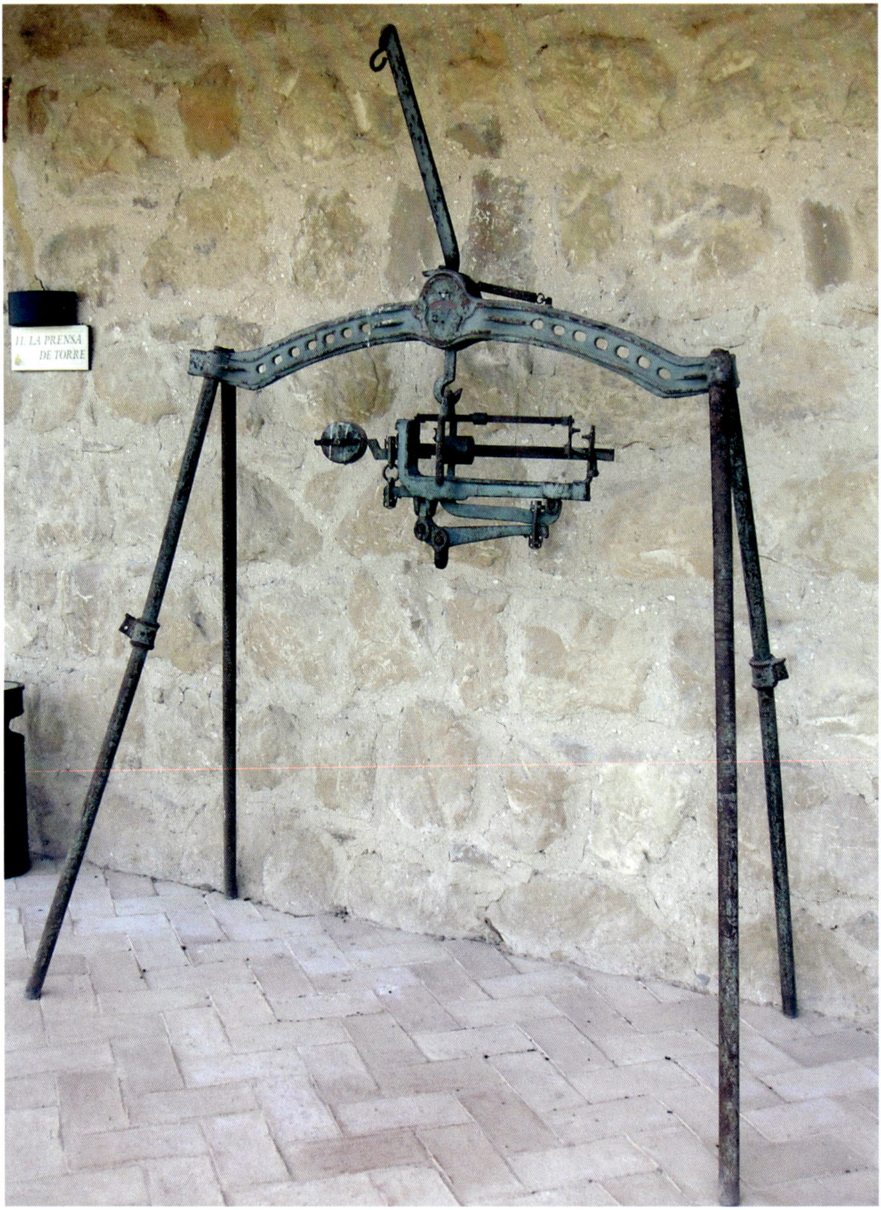

Waage für Ölfässer, *Museum La Laguna*

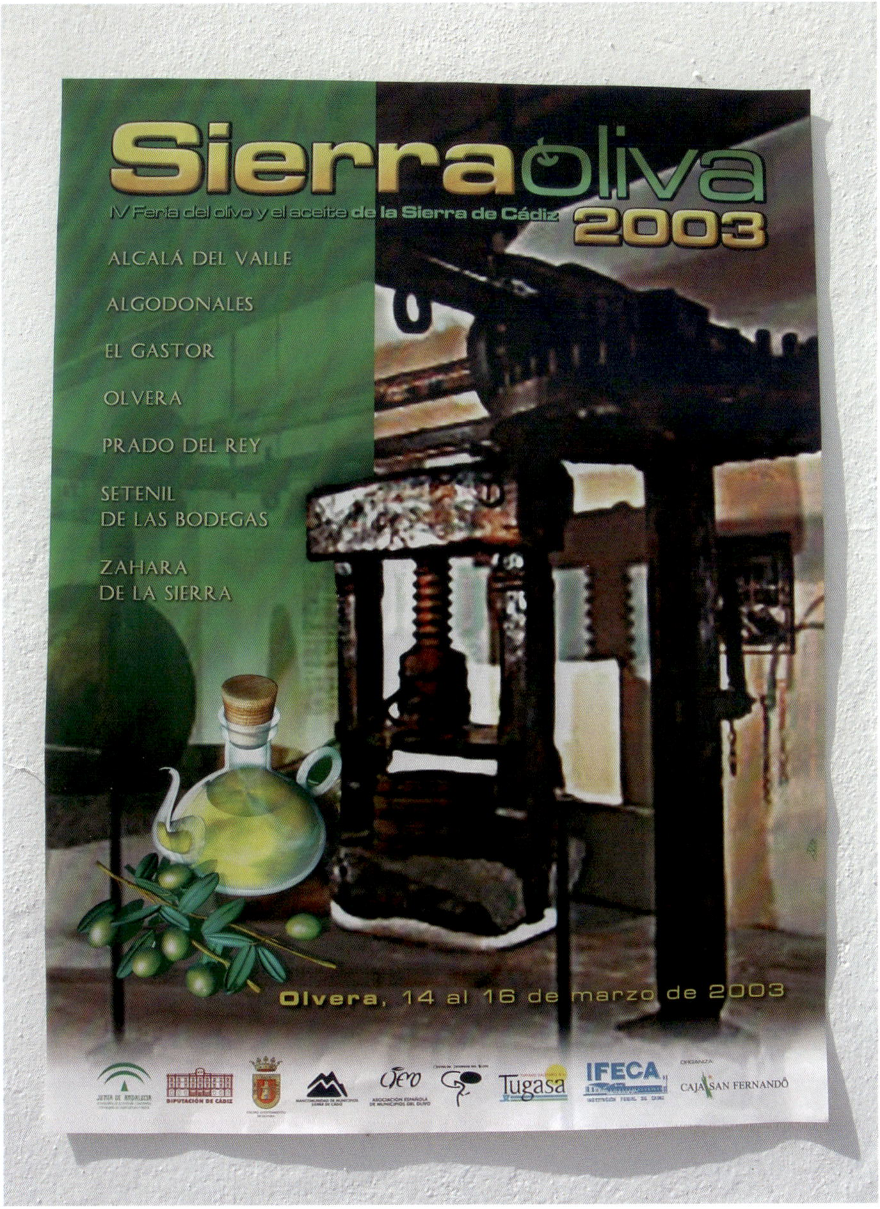

Plakat einer Olivenöl-Messe in Olvera *(Andalusien)*

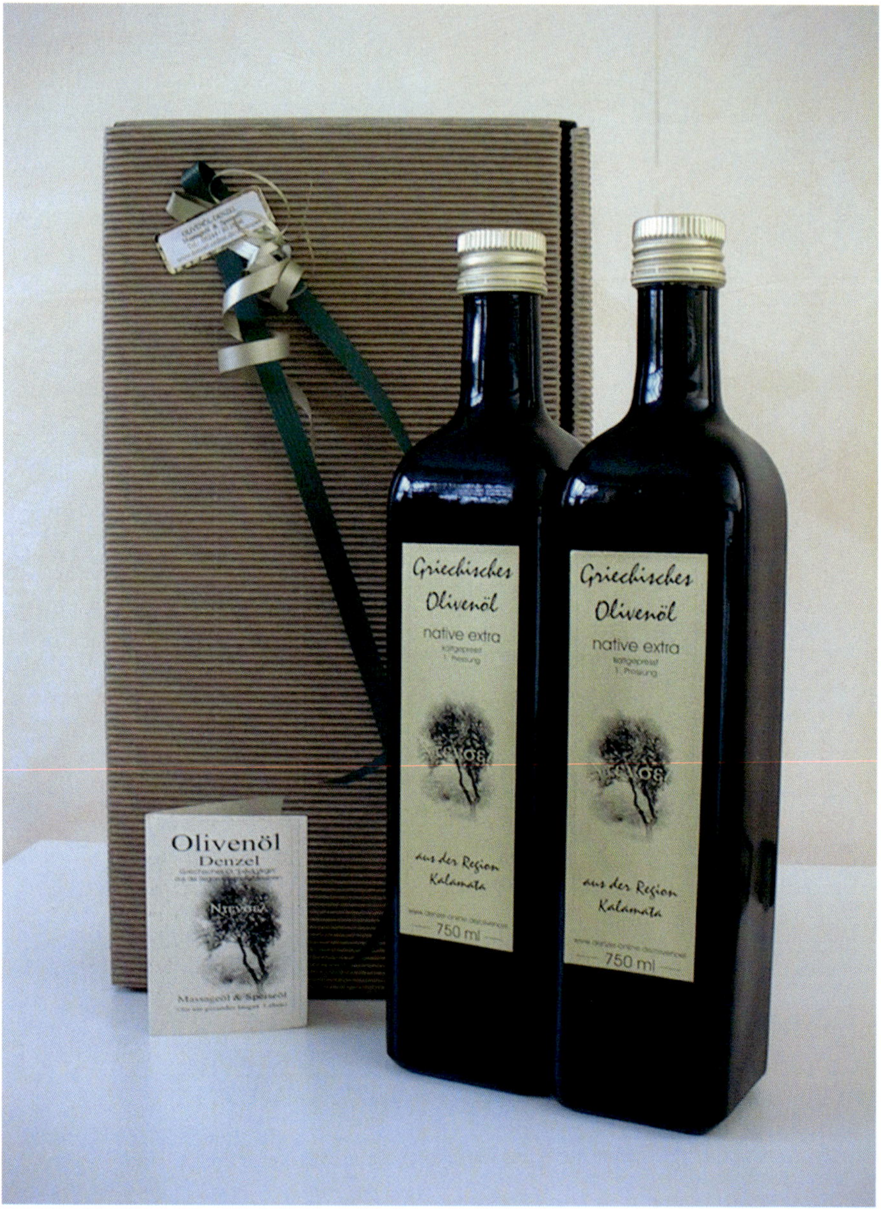

Olivenöl in dunklen Flaschen

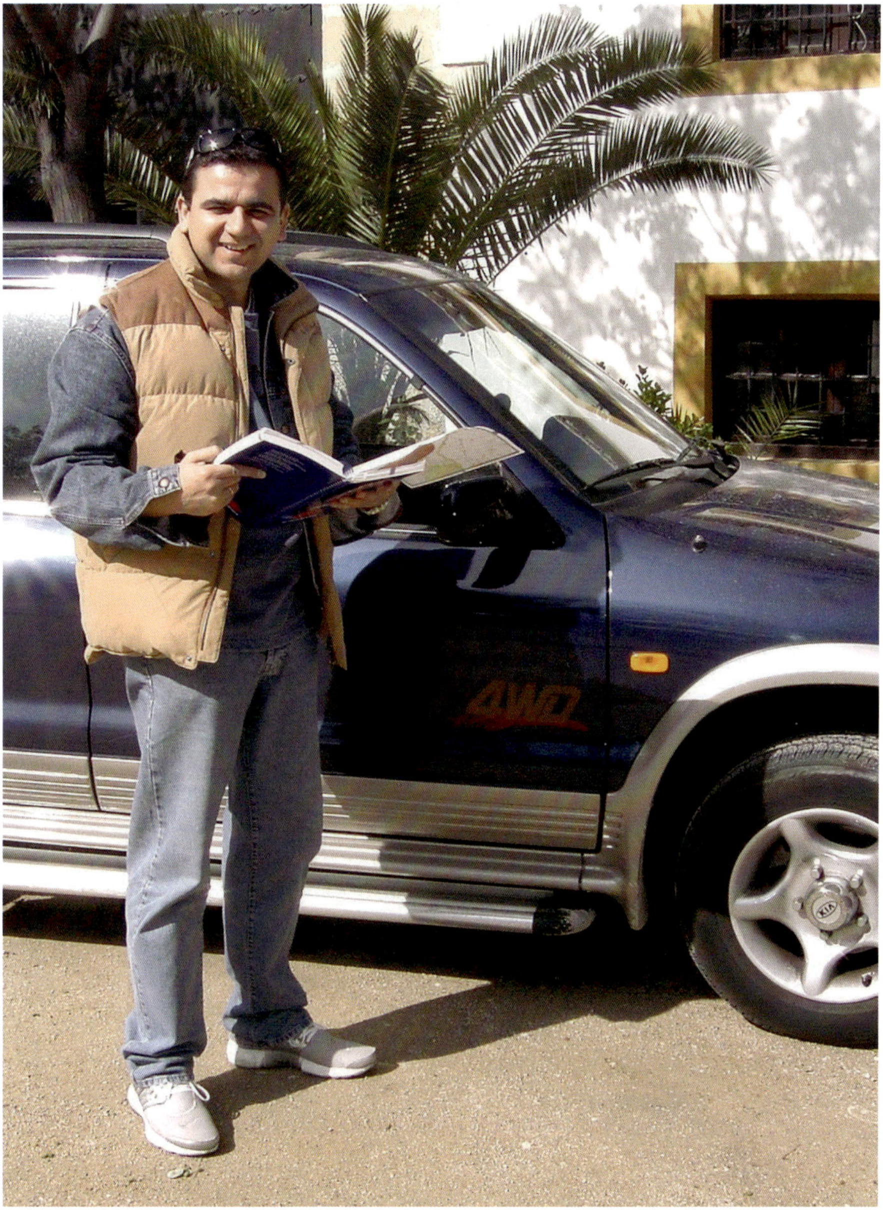

Ralf Drevermann vor dem *Museum La Laguna*